Pauline Hanuise

Desserts Au Chocolat Cru, Sans Fructose

Pauline Hanuise

Desserts Au Chocolat Cru, Sans Fructose

Pour se faire plaisir en se faisant du bien!

Éditions Vie

Imprint
Any brand names and product names mentioned in this book are subject to trademark, brand or patent protection and are trademarks or registered trademarks of their respective holders. The use of brand names, product names, common names, trade names, product descriptions etc. even without a particular marking in this work is in no way to be construed to mean that such names may be regarded as unrestricted in respect of trademark and brand protection legislation and could thus be used by anyone.

Cover image: www.ingimage.com

Publisher:
Éditions Vie
is a trademark of
International Book Market Service Ltd., member of OmniScriptum Publishing Group
17 Meldrum Street, Beau Bassin 71504, Mauritius

Printed at: see last page
ISBN: 978-613-9-58950-0

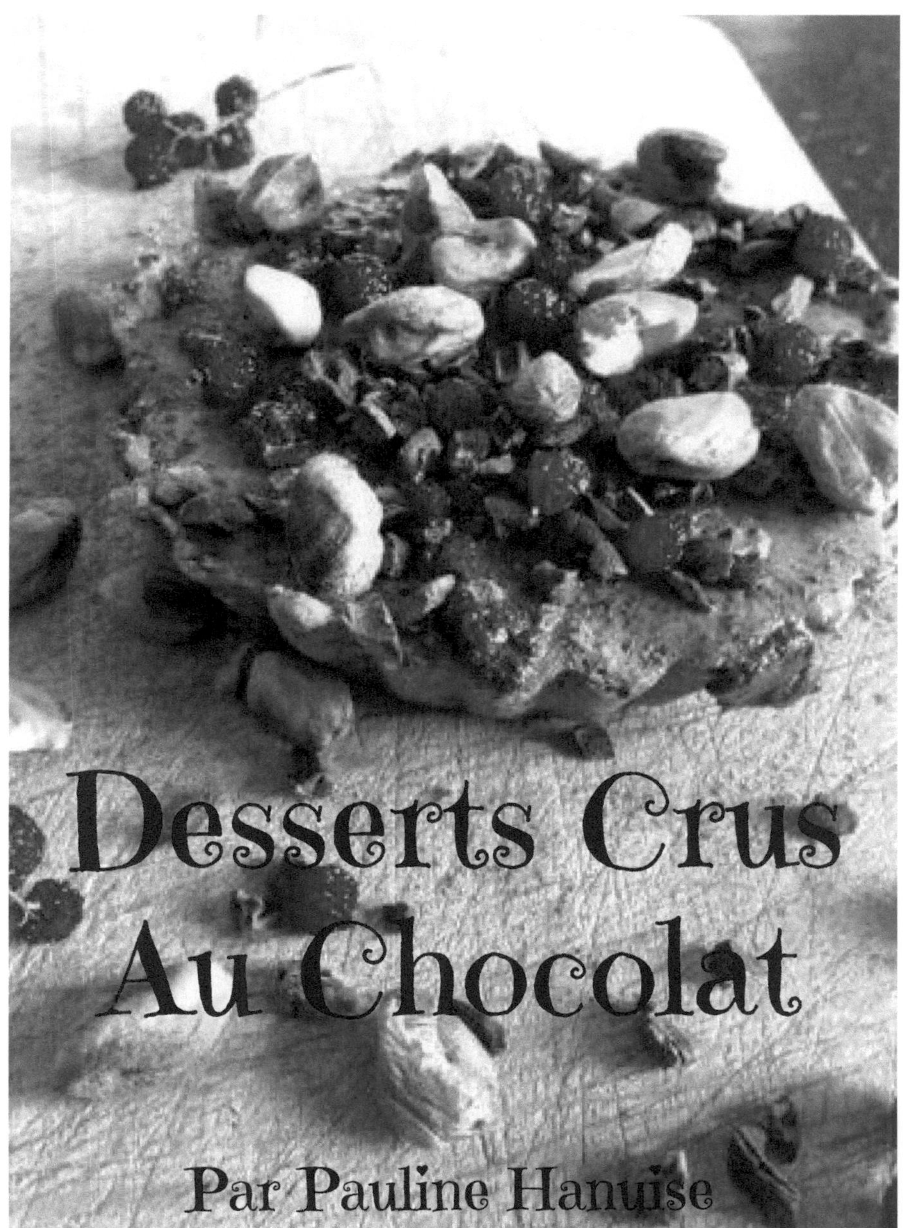
Desserts Crus
Au Chocolat
Par Pauline Hanuise

Copyright

DISCLAIMER

Cette publication contient les opinions et les idées de l'auteur et est conçue pour fournir des informations utiles en ce qui concerne le sujet traité. L'auteur ne s'engage pas à donner des conseils santé ou autres. Cette publication ne vise pas à servir de base pour la prise d'actions, quelle qu'elles soient. L'auteur décline expressément toute responsabilité, perte ou risque, personnel ou autres, encourus en conséquence, directement ou indirectement, à l'utilisation et de ce livre.

En d'autres termes, faites appel à votre bon sens - je sais que vous en avez.

Recettes, photos et conception par Pauline Hanuise - paulinehanuise.com/

Paulinehanuise.com

Contenu

1. Intro

2. Recettes basiques 14

3. Plaquettes & barres de chocolat 33

4. Mousses 47

5. Biscuits et brownies 65

6. Tartes et pies 71

7. Truffes & fudges 90

8. Gâteaux et fondants 106

9. Crèmes glacées 122

10. Petit-dèj au chocolat 133

11. Envies urgentes 146

12. Boissons 155

Paulinehanuise.com

INTRODUCTION

Hey vous!

Oui, vous! Êtes-vous prêts pour d'intenses expériences en cuisine avec moi?

Si vous êtes en train de lire ceci, c'est sûrement parce que vous êtes un grand fan de chocolat, tout comme moi! Et vous avez raison car le cacao est quelque chose de super bon pour nous.

La vie est juste trop courte pour ne pas profiter de ce qu'elle a de meilleur à offrir. Et je pense clairement que le chocolat en fait partie. Mais la vie est aussi trop précieuse pour passer de longues heures en cuisine à essayer de préparer quelque chose qui ait l'air beau et bon (à moins d'être un chef et d'y dédier sa vie bien entendu).

C'est pourquoi mon but principal, via ce livre, est de vous donner des recettes rapides et faciles qui sont aussi fabuleusement délicieuses et bonnes pour la santé.

Et vous verrez, même si elles peuvent parfois avoir l'air compliqué ou fantaisistes, tout ce dont vous avez besoin c'est de prendre du plaisir à mettre des ingrédients dans votre mixeur et verser des mixtures dans des plats. C'est tout mes amis! Et si ça vous semble sympa, nous sommes partis pour la crème de la crème...

Paulinehanuise.com

BÉNÉFICES DU CACAO

Le cacao pur, cru et bio est juste incroyable et pour être honnête, j'en mange absolument tous les jours. Je l'utilise dans des desserts et des smoothies super sains et délicieux.

Parce que savez-vous ce qu'il y a de mauvais dans le chocolat?

C'est le sucre, les produits laitiers et autres additifs et conservateurs ajoutés au chocolat que vous achetez en supermarchés (qui, la plupart du temps, ne contiennent que 30% de cacao).

Le cacao lui-même est excellent pour la santé et aliment naturel numéro 1 pour le gain d'énergie et la perte de poids selon David Wolfe, expert mondial en matière de cacao.

Le cacao est riche en antioxydants, magnésium, fer, chrome, manganèse, zinc, vit C, phosphore et bien plus. Il est également riche en tryptophane, un puissant acide aminé essentiel dans la production de la sérotonine, qui régule notre humeur, diminue l'anxiété et qui a le même impact que l'amour dans notre cerveau. Ce qui explique pourquoi le chocolat est souvent associé à l'amour et la Saint-Valentin.

INGRÉDIENTS PRINCIPAUX

Fèves de cacao - sont les graines entières à l'intérieur du fruit, la cabosse. Elles sont séchées et très amer.
Éclats de cacao (nibs) - sont les fèves en petits morceaux. Croquants, parfaits pour décorer vos desserts.
Poudre de cacao - ce dont nous aurons principalement besoin pour les recettes. Achetez la crue et non sucrée.
Beurre de cacao - est la graisse qui a été extraite des fèves de cacao.
Huile de coco - très bénéfique pour la santé: contribue à réduire le cholestérol, stimule le métabolisme et contient des propriétés anti-fongique et bactériennes.
Maca - incroyable super aliment. C'est un adaptogène et donne à votre corps exactement ce dont il a besoin. Aide aussi au bon équilibre des hormones.
Graines de chia - riches en oméga-3, elles nettoient le système digestif et sont un excellent épaississant.
Cannelle - naturellement sucrée, elle aide a garder le taux de sucre sanguin stable et facilite la digestion.
Sel de mer - choisissez toujours la version non raffinée au sel de table habituel. Elle contient plus de minéraux.

Paulinehanuise.com

ÉDULCORANTS

Avec toute la polémique à propos du sucre ces derniers temps, il est important d'en discuter avant de commencer a cuisiner. Rassurez-vous! Aucune recette de ce livre ne contient de sucres raffinés. Pas de saloperies permises ici!

Cela signifie que, même si les recettes contiennent des sucres naturels, vous gardez beaucoup plus de nutriments et de minéraux qu'avec des recettes semblables réalisées avec du sucre blanc traditionnel.

Saviez-vous que le sucre raffiné, non seulement ne vous apportait aucun bienfait nutritionnel mais épuisait également vos réserves d'enzymes et minéraux afin d'être digéré proprement?

Même si je ne rentrerai pas dans les détails ici, vous l'aurez compris, je n'ai pas d'affinités avec cette poudre blanche et je conseille même de l'éviter le plus possible si vous tenez à préserver votre santé, beauté et vitalité.

Les deux choses principales à savoir à propos des édulcorants sont leur indice glycémique (IG) et leur teneur en fructose.

Certains sucres naturels ont un indice glycémique (IG) inférieur à d'autres. Cela signifie qu'ils vont garder votre taux de sucre sanguin plus stable que leur équivalent possédant un indice glycémique élevé.

ÉDULCORANTS

Cela permettra d'éviter les pics de glycémie et de production d'insuline (hormone favorisant le stockage des graisses).

Essayez donc de favoriser les édulcorants à indice glycémique faible si vous êtes (pré)diabétique, si vous voulez perdre du poids ou tout simplement si vous désirez éviter les piques de glycémie superflus.

D'un autre coté, il est important de connaitre la teneur en fructose des édulcorants que vous utilisez. Le fructose - contrairement au glucose, maltose et lactose - n'est pas traité correctement par notre organisme et est mauvais pour notre santé. C'est en effet une substance très addictive, directement dirigée vers le foie pour être traitée et stockée en tant que graisse dans ces alentours (autour du foie). Cela peut potentiellement développer divers problèmes de santé ainsi que la maladie du foie gras non alcoolique (stéatose hépatique). Le fructose désactive également les signaux de satiété, ce qui nous pousse à continuer à manger malgré le fait que nous soyons déjà rassasié... pas génial, quoi ;-)

Maintenant que vous êtes au courant de ces deux importantes choses a propos du sucre, n'hésitez pas à utiliser votre édulcorant préféré pour chacune des recettes de ce livre. Le résultat final sera (probablement) très semblable, spécialement si ils ont la même texture et consistance.

ÉDULCORANTS

Dates - option naturelle. Contient des tas de nutriments, minéraux et fibres. Ajoutent un goût de caramel à vos desserts mais n'ont PAS un IG faible et possèdent une teneur en fructose élevée.
Sucre de noix de coco - alternative saine et non raffinée. Contient beaucoup de minéraux avec un IG faible mais contient entre 40 et 50% de fructose, ce qui n'est pas bas.
Bananes - super crémeuses et parfaites pour sucrer et épaissir vos préparations. Riches en potassium, elles aident à réduire la pression artérielle. Ont un IG moyen et contiennent +- 50% de fructose.
Sirop de yacon (ou sirop de poire de terre) - riche en fibres et pauvre en calories. IG très bas et adapté pour les diabétiques, il contient max 25% de fructose, ce qui est bas.
Xylitol - dérivé du bouleau, il peut être utilisé en toute sécurité. IG très bas, il contient peu de fructose et est une excellente alternative pour les diabétiques.
Miel - cru, il est plein de bienfaits. Puissant anti-bactérien et antiseptique, soutient le système immunitaire mais n'a PAS un IG faible et contient +- 50% de fructose.
Stevia - très sucré, faible IG et faible en fructose. Malheureusement, nous ne connaissons pas encore son impact sur le corps humain. Perso, je ne aime pas le goût.
Agave - IG faible mais très industrialisé et composé de 90% de fructose.
Sirop de riz brun - à base de riz cuit fermenté, il possède un IG faible et est faible en fructose. C'un excellent édulcorant liquide.

ALLERGIES

Toutes les recettes de ce livres sont 100% sans soja, lactose, gluten, produits chimiques ou raffinés. Certaines contiennent des noix mais, dans la plupart des cas, je les ai créées sans cajous et cacahuètes, qui sont les 2 allergènes principaux dans la familles des noix.

Contrairement à la majorité des chefs 'raw food', je n'aime pas charger mes recettes de cajous car je pense qu'elles sont très difficiles à digérer. En fait, la coquille des noix de cajou est toxique et peut causer une réaction dangereuse, similaire à celle du sumac vénéneux.

Toutes les noix contiennent de l'acide phytique, ce qui crée ballonnements (gazes) et mauvaise digestion. C'est pourquoi il est important de bien tremper et rincer toutes vos noix avant de les utiliser, mais tout spécialement vos noix de cajou si vous décidez d'en utiliser.

Croyez-moi, j'ai abusé des desserts crus auparavant et je vous garanti qu'ils sont bien plus légers et digestes quand ils ne sont pas bourrés de cajous ;-)
N'hésitez pas à substituer un type de noix par un autre et expérimentez pour voir ce qui vous convient le mieux.

Paulinehanuise.com

MESURES

Comme vous le verrez, je ne suis pas très stricte sur les mesures. J'expérimente la cuisine comme un art et mesurer ou peser tous les ingrédients gâche ma spontanéité et créativité.

Toutes les mesures sont en tasses. Et pour vous donner une idée, une tasse équivaut plus ou moins à 250ml.
Cac = cuillère à café
Cas = cuillère à soupe

N'hésitez pas a diviser les mesures par 2 pour créer des petits desserts / snacks pour 1 ou 2 personnes. C'est en général ce que je fais. A l'opposé, n'hésitez pas à les doubler quand vous avez des invités ou devez faire des desserts pour un grand nombre de personnes.

N'hésitez jamais à ajouter plus ou moins de certains ingrédients (condiments et cacao) en fonction de vos gouts personnels et surtout, amusez-vous!

N'oubliez pas que même si toutes les recettes de ce livre sont délicieusement saines, la plupart d'entre elles sont des desserts et devraient être appréciées en tant que tel ;-)

Paulinehanuise.com

ÉQUIPEMENT

L'équipement de cuisine principal dont vous aurez besoin ici est un mixeur. Si vous possédez un bon mixeur ou un robot de cuisine, vous êtes prêt!

Pour ma part, j'utilise un Vitamix car la marque supporte mon travail. En d'autres mots, ils m'ont offert une machine gratuite et je l'adore! Mais vous n'avez pas besoin de ce type d'équipement couteux pour commencer.

Si vous ne possédez pas de mixeur puissant, pas de soucis. Vous pourrez également réaliser toutes les recettes avec un simple mixeur. Essayez juste de faciliter le travail de votre machine en mixant les ingredients les plus durs et plus collants (comme les noix crues ou les dates par exemple) séparément au préalable. Faire tremper vos dates dans de l'eau chaude rendra également le processus plus facile.

Pour le reste, tout ce dont vous aurez besoin sont des moules à gateaux et à tartes, du papier de cuisson ainsi que d'un réfrigérateur et congélateur.

Pour faire fondre vos huiles, placez toujours vos bocaux d'huile dans de l'eau chaude. N'utilisez pas de micro-ondes ni de températures élevées car cela détruit les nutriments.

COLLABORATEURS

Pour accompagner mes propres recettes au chocolat, j'ai choisi quelques amies qui m'inspirent en cuisine pour vous offrir encore plus de recettes saines et délicieuses. Un énorme merci à:

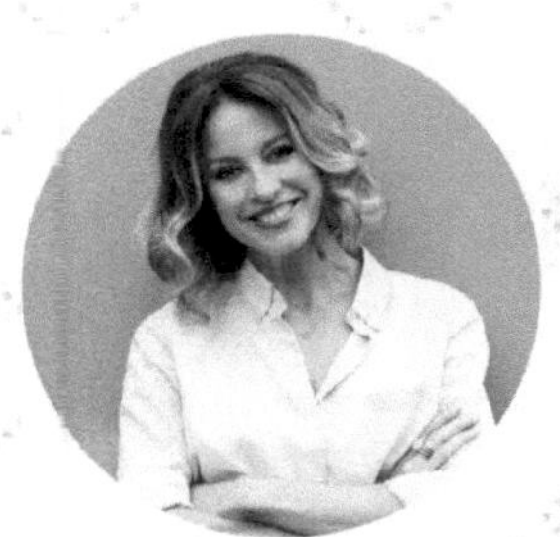

Sarah Wilson

Sarah Wilson est un New York Times best-seller auteur, et bloggeuse dont la carrière en journalisme s'étend sur plus de 20 ans à la télévision, radio, dans les magazines, journaux et en ligne. Sarah est aussi l'auteur de la best-selling série de livres de cuisine *IQuitSugar.com*. Son programme de 8 semaines a déjà inspiré plus de 600 000 personnes à arrêter le sucre dans le monde entier.

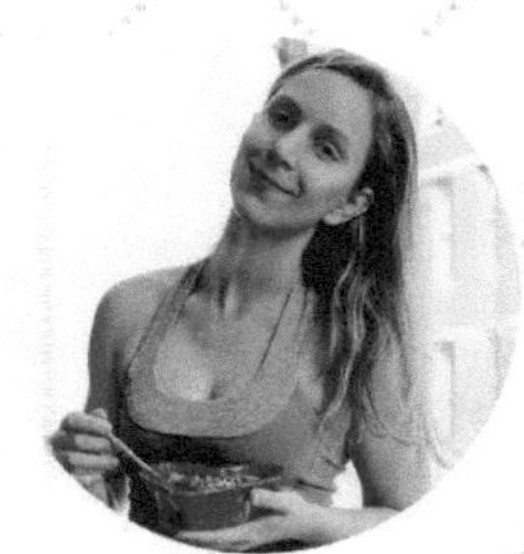

Ksenia Avdulova

Ksenia est une voyageuse, guide yoga Strala et fan de petits-dèj remplis de super aliments. Auteur de l'ebook *Breakfast Criminals*, elle est digital marketing consultant et co-fondatrice de #FairTuesday, un mouvement de shopping éthique qui a pour but de changer la vie de communautés entières en inspirant les gens à acheter du commerce équitable. Retrouvez Breakfast Criminals sur Instagram *@breakfastcriminals*.

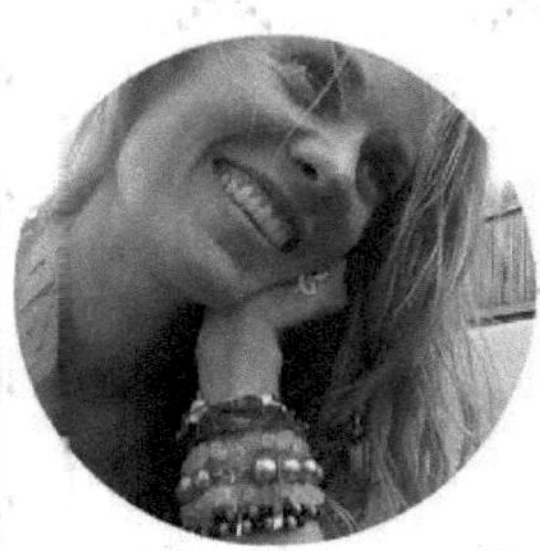

Nicky Done

Créatrice de Green Soul, Nicky est une ancienne brand marketing manager qui s'est tournée vers la santé holistique et le bien-être. Désormais, elle pratique la thérapie Bowen, travaille avec l'énergie, les thérapies naturelles et la méditation. Elle est aussi bloggeuse, écrivaine, yogi et amoureuse de l'Ayurveda et du Qigong. Retrouvez Nicky sur Instagram @holistic_healing.

Recettes Basiques

Pâte de dates

Caramel salé

Crème de cajou

Sauce au chocolat super simple

Sauce magique au chocolat

Naturella

Crème de noix de coco fouettée

Lait de noix de coco

Laits de noix

Paulinehanuise.com

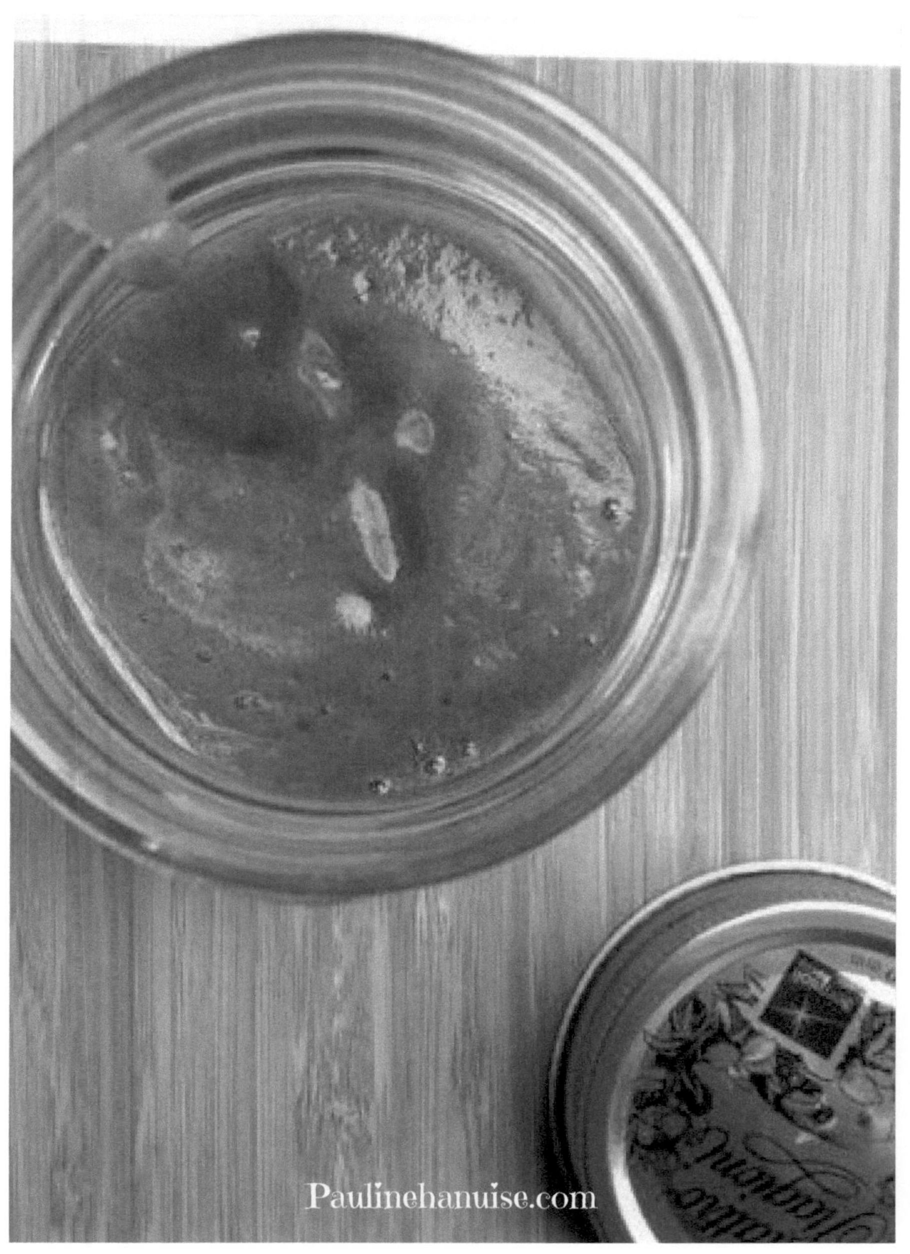
Paulinehanuise.com

PÂTE DE DATES

INGREDIENTS

1 tasse de dates - dénoyautées

Eau

DIRECTIONS

1. Couvrez les dates avec de l'eau bouillante et laissez tremper pendant +- 1 heure.
2. Mixez les dates avec un peu de l'eau de trempage.
3. Ajoutez plus ou moins d'eau pour ajuster la consistence et une pincée de cannelle pour le goût.

Paulinehanuise.com

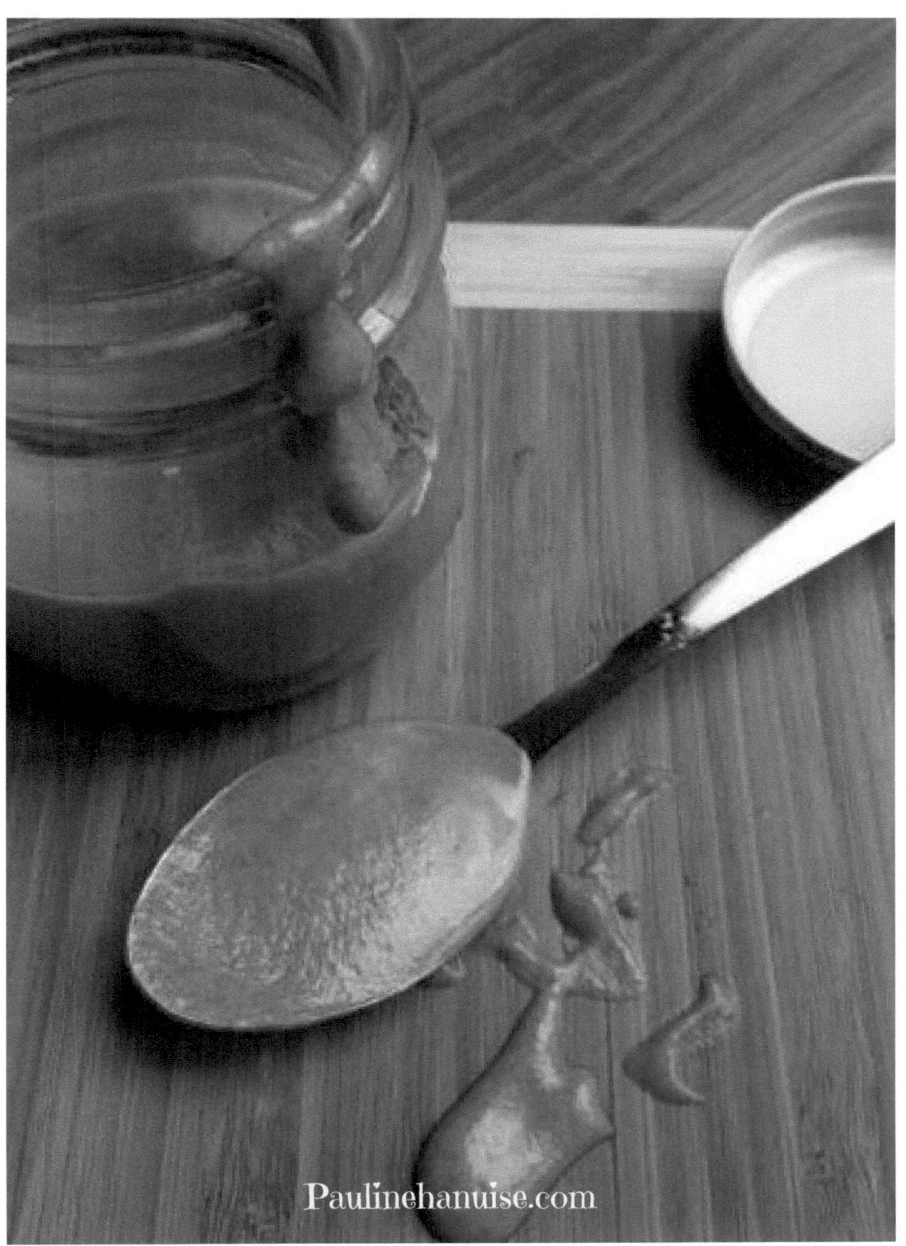
Paulinehanuise.com

CARAMEL SALÉ

INGREDIENTS

1 tasse dates - dénoyautées & trempées dans de l'eau chaude pendant +- 1 heure
1/2 tasse tahini (ou beurre d'amande)
1-2 cac sel de mer
Cannelle

DIRECTIONS

1. Jetez l'eau de trempage des dates et mettez les dans votre mixeur avec tous les autres ingrédients et mixez jusqu'à obtention de la texture souhaitée.
2. Ajoutez un peu d'eau pour ajuster la consistance. Si vous voulez un caramel épais et collant pour vos préparations, n'ajoutez pas beaucoup d'eau. Si vous voulez une sauce d'accompagnement, ajouter un peu plus d'eau.
3. Conservez dans un bocal au frigo ou congélateur.

Paulinehanuise.com

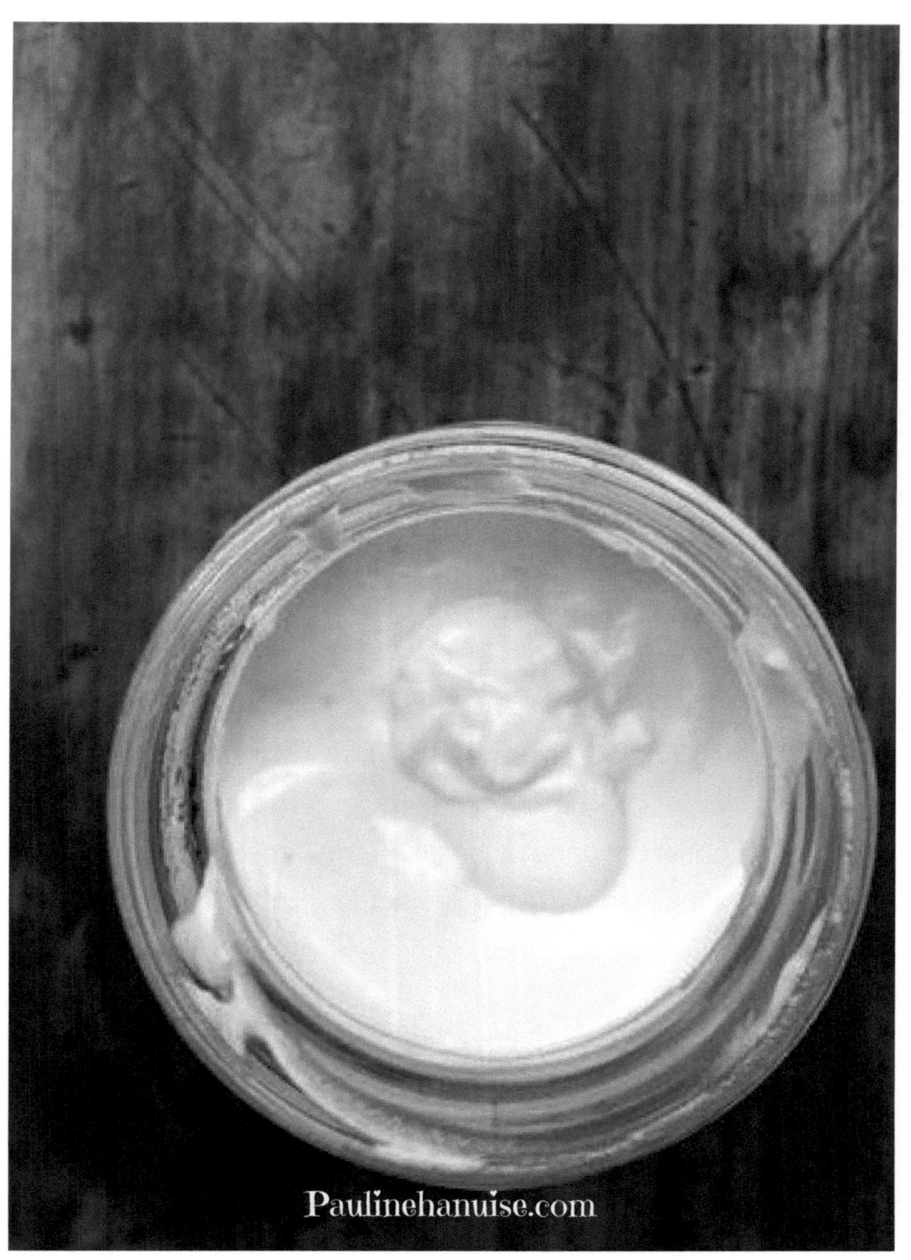
Paulinehanuise.com

CRÈME DE CAJOU

INGREDIENTS

1 tasse cajou crues - trempées pendant la nuit
et rincées
1/4 à 1/2 tasse eau de coco (ou lait préféré)
Édulcorant préféré pour le goût (facultatif)
1 pincée vanille (facultatif)

DIRECTIONS

1. Mettez tous les ingrédients dans votre mixeur et mixez jusqu'à obtention d'une texture crémeuse.
2. Conservez dans un bocal au frigo et servez avec vos desserts. À utiliser rapidement car ne conserve que quelques jours au frigo.

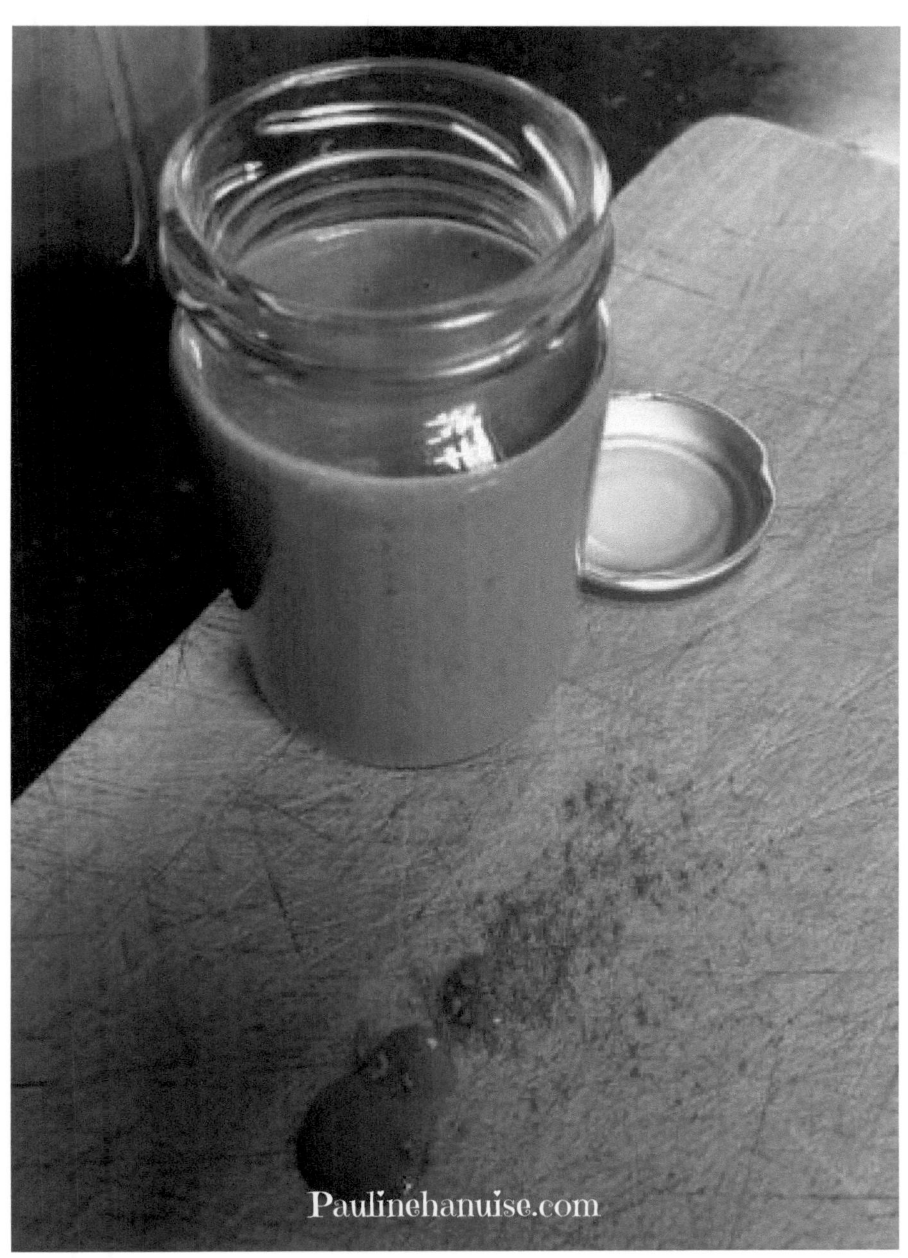
Paulinehanuise.com

SAUCE AU CHOCOLAT SUPER SIMPLE

INGREDIENTS

1 banane mûre et bien sucrée
1 grosse cas cacao en poudre
1/2 tasse lait d'amande (ou option préférée)
1 pincée cannelle

DIRECTIONS

1. Mettez tous les ingrédients dans votre mixeur et mixez jusqu'à obtention d'une texture crémeuse.
2. Conservez dans un bocal au frigo et servez avec vos desserts.

NOTE: comme cela contient de la banane, ça ne restera pas frais très longtemps, même au frigo. Évitez donc d'en faire en trop grandes quantités.

Paulinehanuise.com

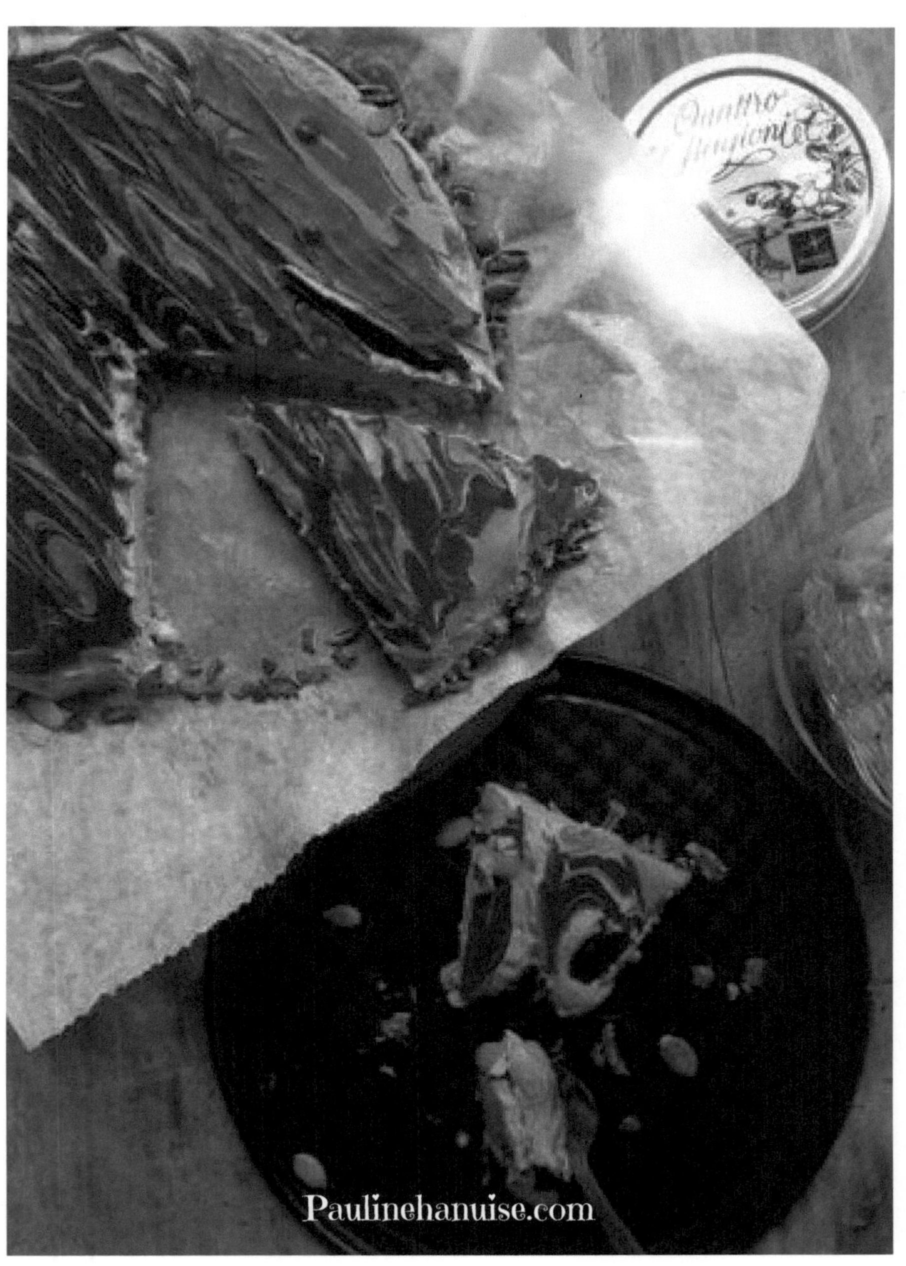
Paulinehanuise.com

SAUCE MAGIQUE AU CHOCOLAT

INGREDIENTS

1 tasse huile de coco - fondue

2/3 tasse cacao

1/4 tasse sirop de riz (ou édulcorant favorit)

1 pincée sel de mer

1/2 cac cannelle

DIRECTIONS

1. Mettez tous les ingrédients dans votre mixeur et mixez jusqu'à obtention d'une texture crémeuse.
2. Servir avec vos desserts et crèmes glacées. La sauce va durcir en refroidissant.

Paulinehanuise.com

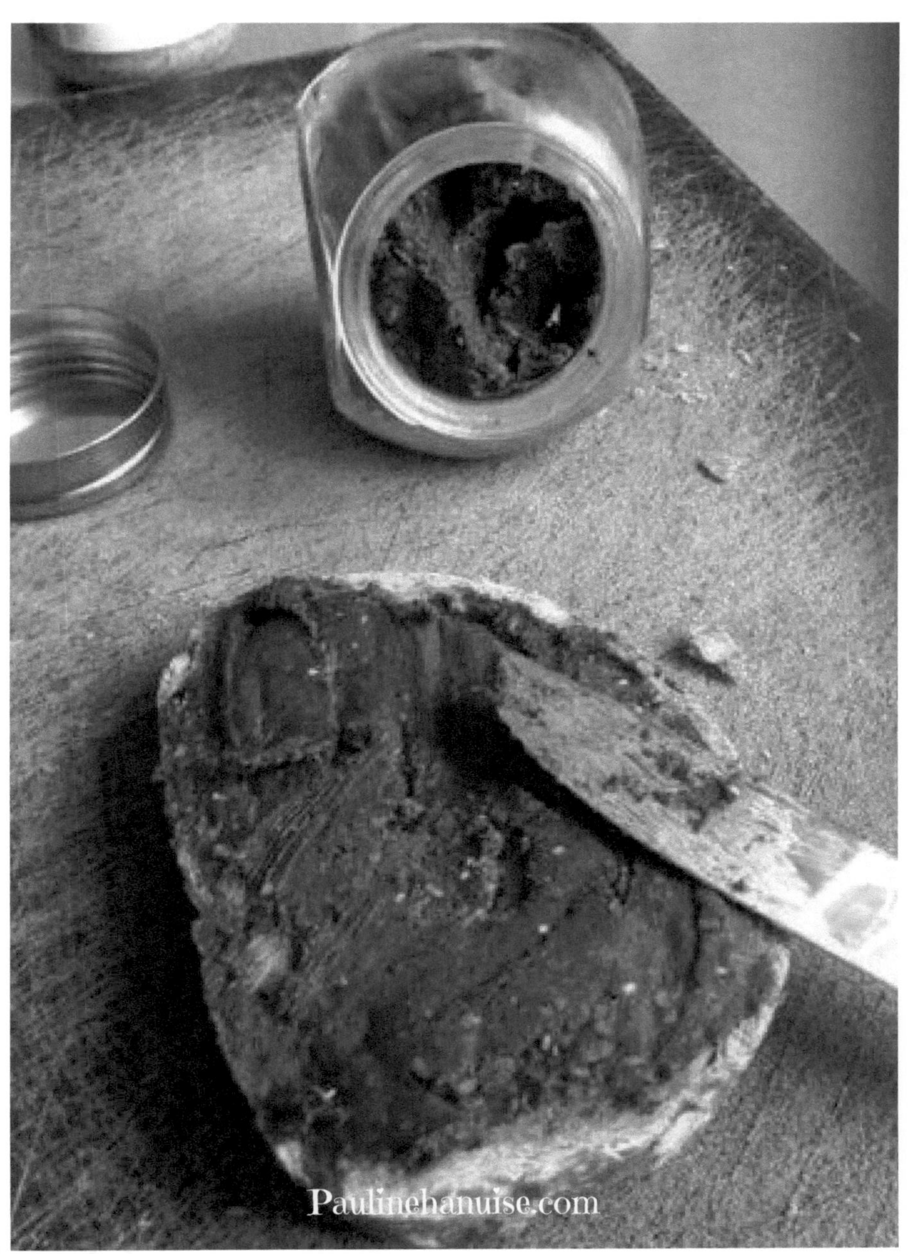
Paulinehanuise.com

NATURELLA

INGREDIENTS

1 tasse de noisettes grillées

1/2 tasse de votre huile favorite (ici j'ai mixé de lhuile de noix et de l'huile de coco)

1/2 tasse de sucre de noix de coco

1/2 tasse cacao

1/2 tasse de lait de coco

1 pincée sel de mer

1 cac cannelle

1 cac vanille

DIRECTIONS

1. Mettez tous les ingrédients dans votre mixeur et mixez jusqu'à obtention d'une texture crémeuse.
2. Ajoutez plus d'huile pour obtenir une texture plus épaisse. À l'inverse, ajoutez plus de lait pour une texture plus liquide.

Paulinehanuise.com

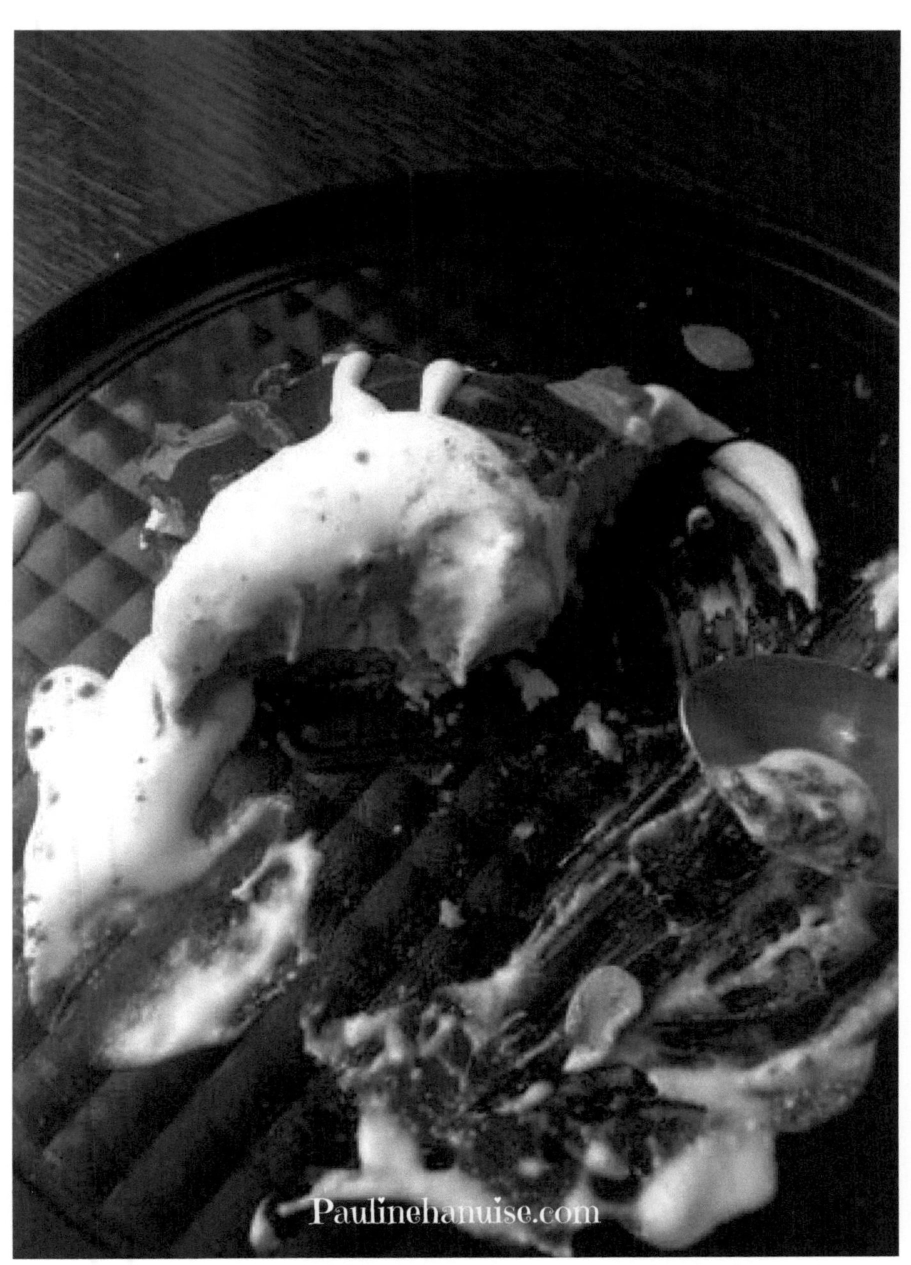
Paulinehanuise.com

CRÈME DE NOIX DE COCO FOUETTÉE

INGREDIENTS

1 conserve de crème de noix de coco (pas de 'light')

+/- 1 cac édulcorant préféré (facultatif)

DIRECTIONS

1. Mettez votre conserve de crème de coco au frigo et laissez refroidir pendant au moins 5 heures.
2. Ouvrez la conserve et mettez la crème dans votre mixeur avec votre sucre (évitez de mettre le liquide avec).
3. Mixez jusqu'à obtention d'une texture crémeuse et homogène.

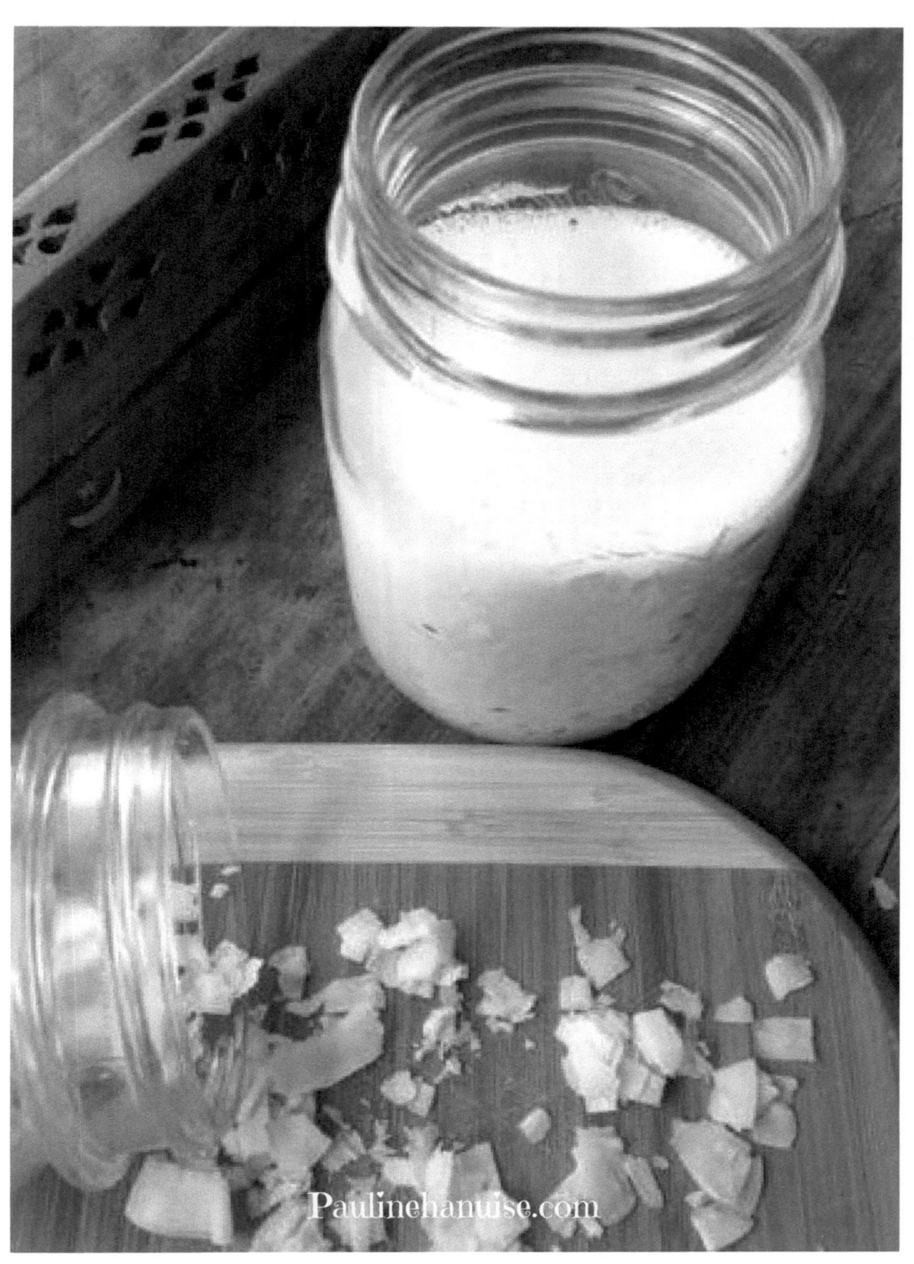
Paulinehanuise.com

LAIT DE COCO

INGREDIENTS

1 tasse de chair de jeune noix de coco

2 tasses d'eau de coco

ou

1 tasse de pétales de noix de coco

2 tasses d'eau

DIRECTIONS

1. Mettez tous les ingrédients dans votre mixeur et mixez jusqu'à obtention d'un lait homogène.
2. Ajoutez-y ce que vous voulez: cannelle, vanille, cacao, etc...

Paulinehanuise.com

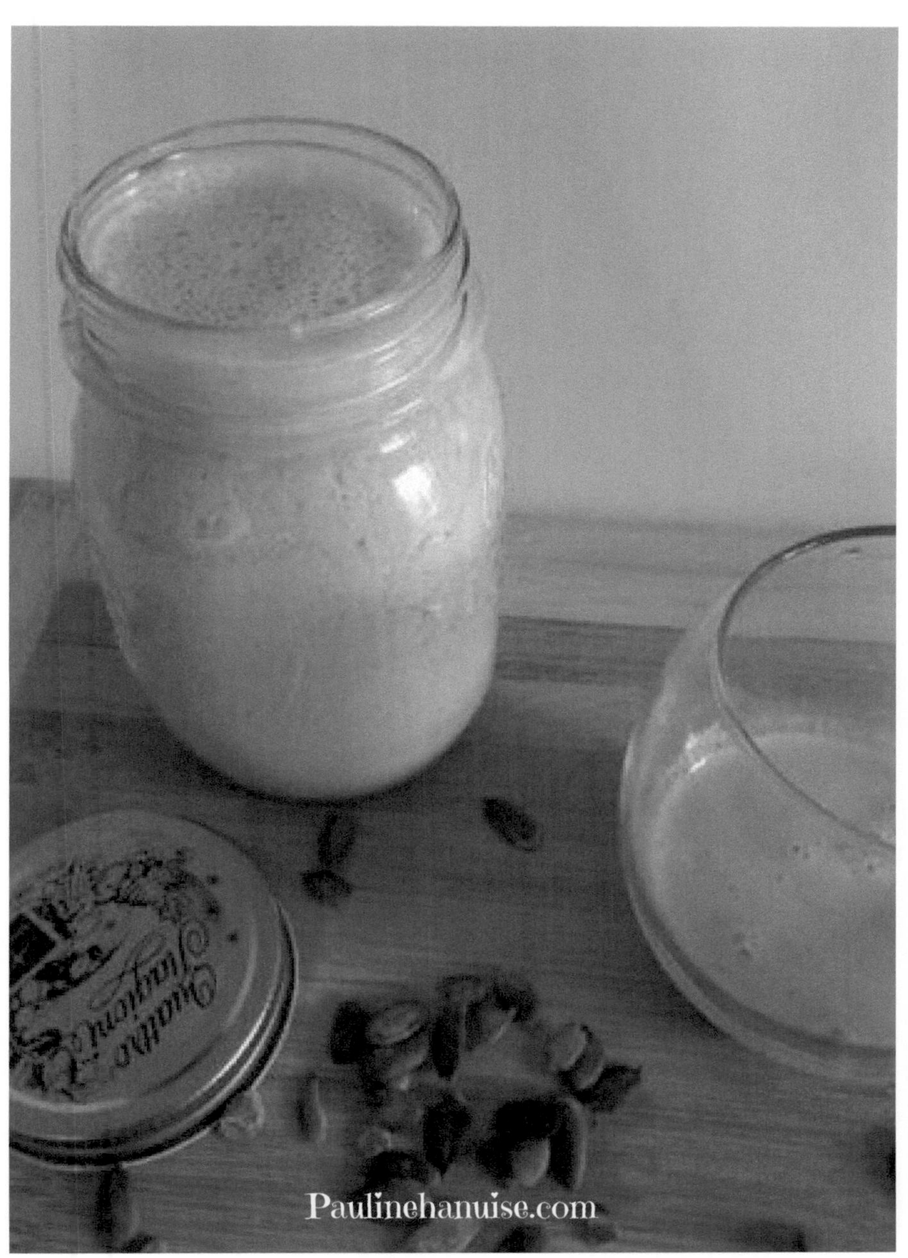
Paulinehanuise.com

LAITS DE NOIX

INGREDIENTS

1 tasse de noix crues aux choix (amandes, noix du Brésil...) - trempées et rincées
2 - 3 tasses d'eau

DIRECTIONS

1. Mettez tous les ingrédients dans votre mixeur et mixez jusqu'à obtention d'un lait homogène.
2. Ajoutez-y ce que vous voulez: cannelle, vanille, cacao, etc...

NOTE: vous pouvez également faire la même chose avec des graines (graines de tournesol, de citrouille, etc).

Plaquettes & Barres De Chocolat

Chocolat basique

Chocolat noir au noix

Chocolat au maca

Chocolat au beurre d'amande

Chocolat croquant au beurre de cacahuètes

Snickers, version super saine

Paulinehanuise.com

BARRES DE CHOCOLAT

Faire votre propre chocolat est probablement plus facile que ce que vous pensez. L'objectif principal de ce processus est de mélanger la poudre de cacao avec une matière grasse et y ajouter un édulcorant pour obtenir le goût que vous souhaitez. Notez bien que le chocolat fait maison se mange directement du (et se conserve au) congélateur.

Vous pouvez ensuite y ajouter tout ce que vous aimez.
Soyez fou, soyez créatif!
J'ai déjà essayé des choses telles que du thym, du gingembre ou même juste du sel de mer mais voici mes options préférées...

Pour la matière grasse de la mixture, 1 mesure de beurre de cacao pour 1/2 mesure d'huile de coco est le mélange optimal mais si vous ne trouvez pas de beurre de cacao (qui peut aussi être assez couteux), n'hésitez pas à utiliser 100% d'huile de coco vierge. Le chocolat fondra plus vite mais ça sera tout aussi bon!

J'aime mon chocolat noir et assez amer mais n'hésitez pas à adoucir avec votre édulcorant de choix pour créer votre propre recette optimale.

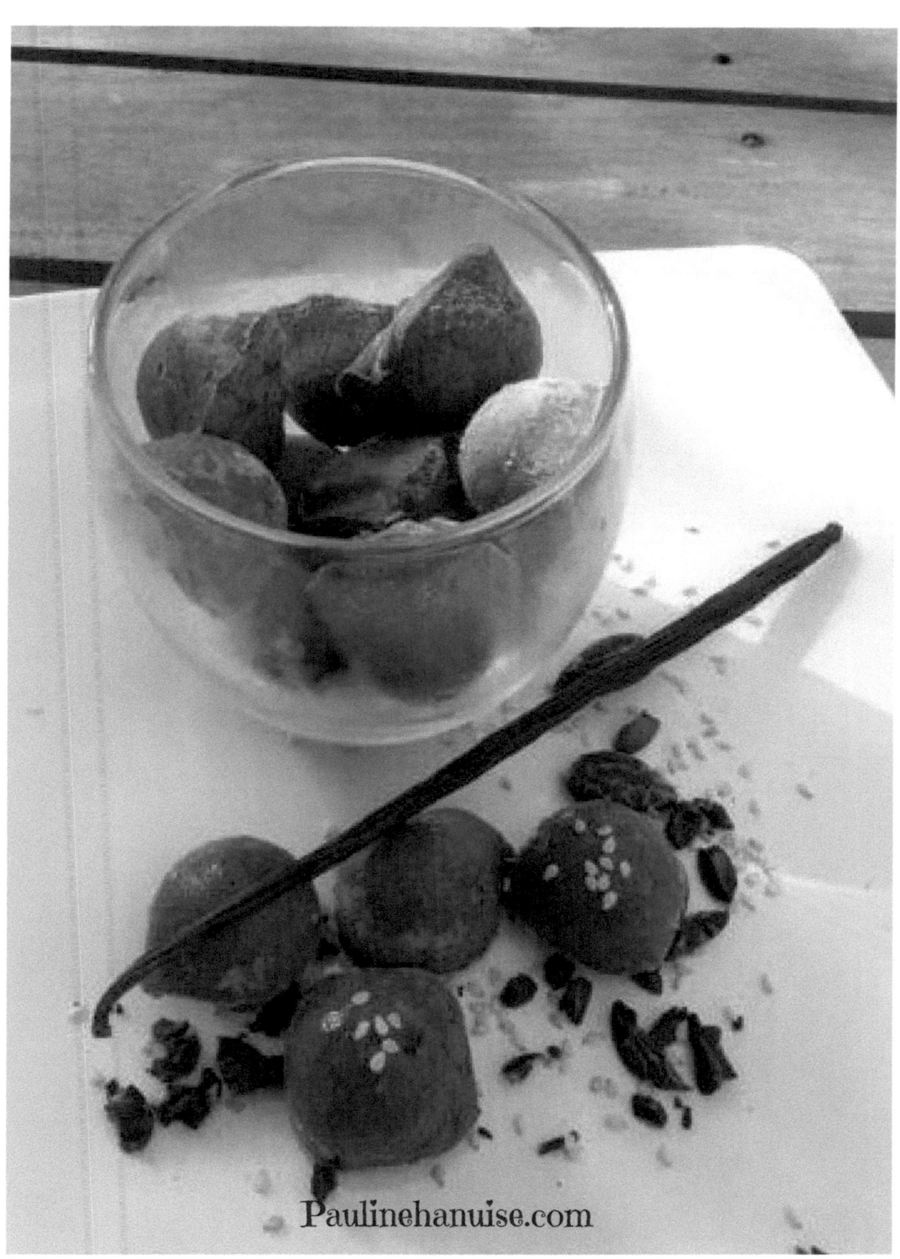
Paulinehanuise.com

CHOCOLAT BASIQUE

INGREDIENTS

1/2 tasse huile de coco - fondue

1 tasse beurre de cacao - fondu (ou 1 tasse d'huile de coco en plus)

1 tasse cacao

1/4 tasse pâte de dates (ou édulcorant préféré)

2 pincées sel de mer

1 cac vanille

1/2 cac cannelle (facultatif)

DIRECTIONS

1. Mettez tous les ingrédients dans votre mixeur et mixez jusqu'à obtention d'une texture homogène.
2. Étalez votre chocolat de manière homogène dans un plat couvert de papier de cuisson pour en faire une fine couche (+- 5mm) ou versez-le dans des moules pour en faire des truffes (comme sur la photo).
3. Placez au frigo / congélo pendant quelques heures.

Paulinehanuise.com

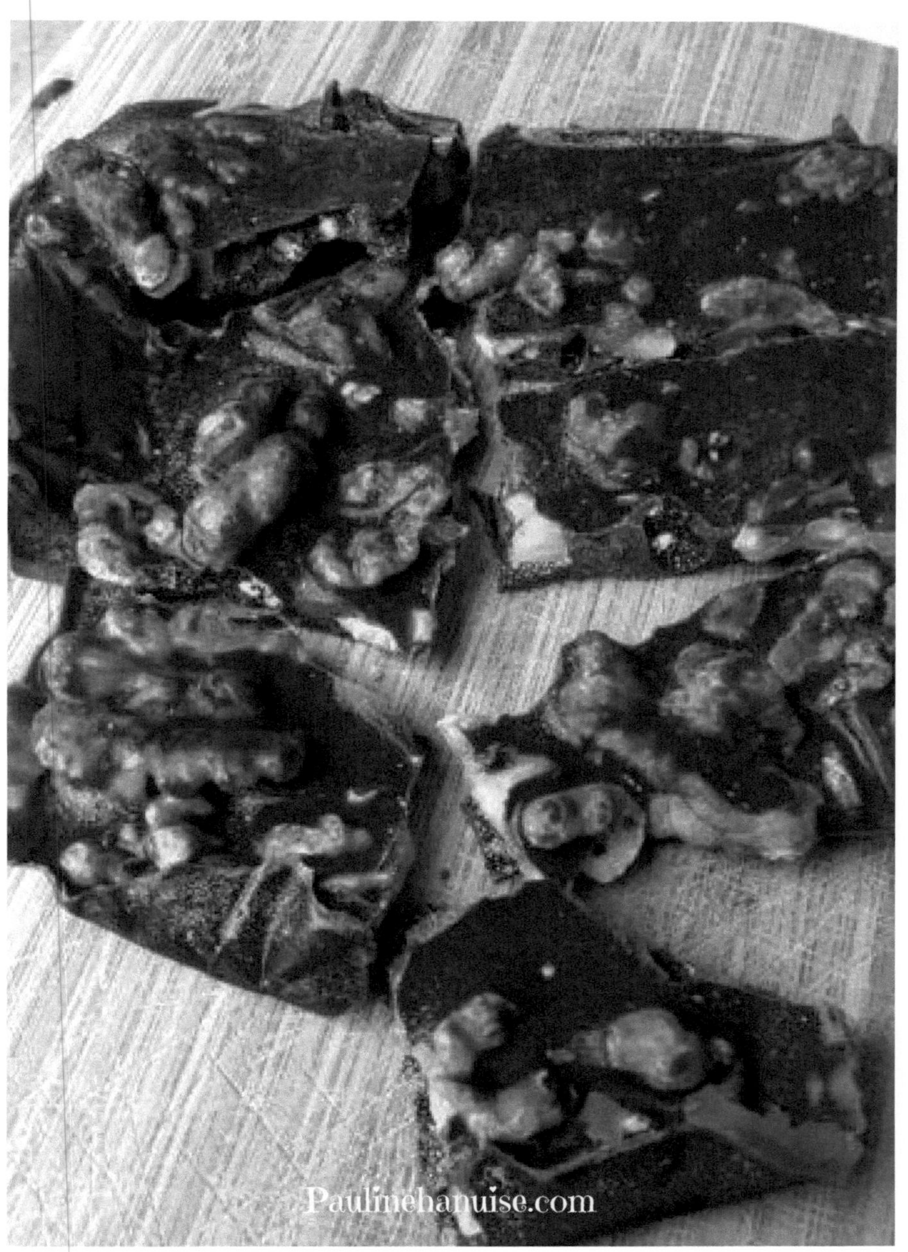
Paulinehanuise.com

CHOCOLAT NOIR AUX NOIX

INGREDIENTS

1 poignée de noix crues - cassées en morceaux

1 tasse huile de coco - fondue

2/3 tasse cacao

1/4 tasse sucre de coco (ou édulcorant préféré)

1 pincée sel de mer

1 pincée cannelle

1 pincée vanille (facultatif)

DIRECTIONS

1. Chauffez votre huile de coco à basse température jusqu'à ce qu'elle soit fondue.
2. Coupez le feu, ajoutez tous les autres ingrédients et mélangez avec une cuillère.
3. Étalez votre chocolat de manière homogène dans un plat couvert de papier de cuisson pour en faire une fine couche (+- 5mm).
4. Placez au congélateur pendant 1 heure.

Paulinehanuise.com

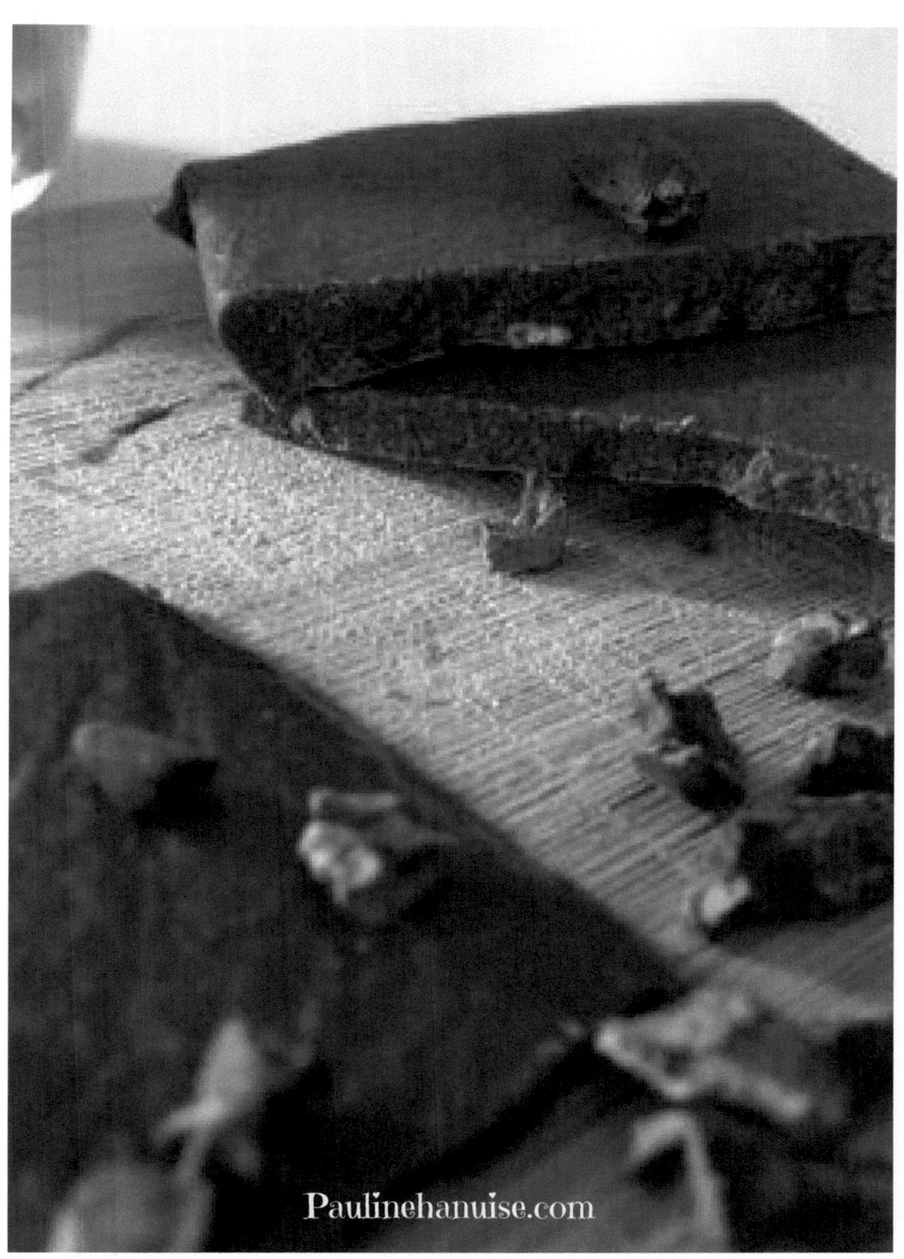
Paulinehanuise.com

CHOCOLAT AU MACA

INGREDIENTS

1 tasse huile de coco - fondue

2/3 tasse cacao

1/4 tasse poudre de maca

1 cac xylitol (ou édulcorant préféré)

1 pincée cannelle

1 pincée vanille (facultatif)

DIRECTIONS

1. Mettez tous les ingrédients dans votre mixeur et mixez jusqu'à obtention d'une texture homogène.
2. Étalez votre chocolat dans un plat couvert de papier de cuisson pour en faire une fine couche (+- 5mm).
3. Placez au congélateur pendant 1 heure.

Paulinehanuise.com

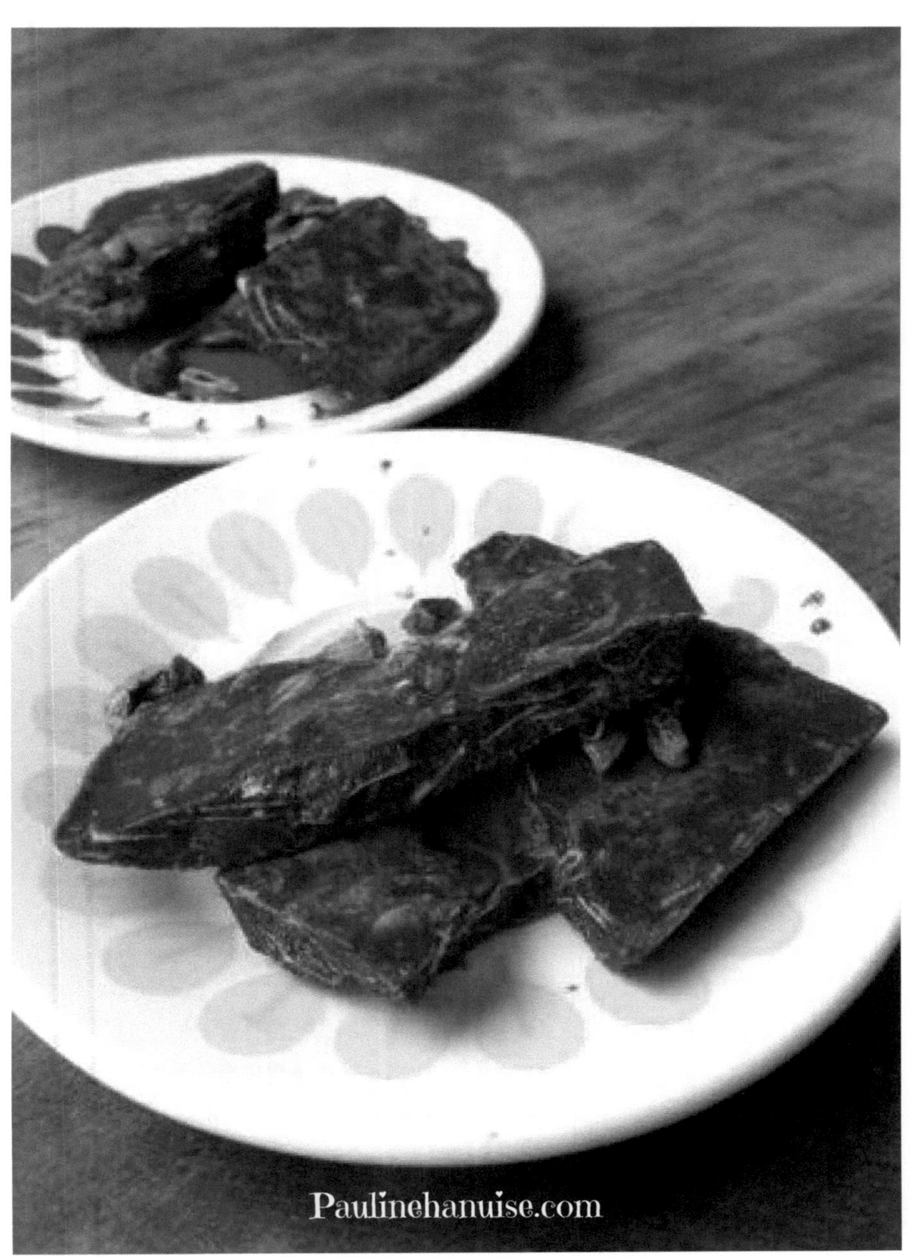
Paulinehanuise.com

CHOCOLAT AU BEURRE D'AMANDES

INGREDIENTS

1 tasse huile de coco - fondue

+- 2/3 tasse cacao

1/2 tasse beurre d'amandes

1/4 tasse sirop de riz (ou édulcorant préféré)

1 pincée sel de mer

1 pincée cannelle

1/2 tasse pétales de coco

DIRECTIONS

1. Mettez tous les ingrédients (sauf pétales de coco) dans votre mixeur et mixez jusqu'à obtention d'une texture homogène.
2. Ajoutez les pétales de coco mélangez avec une cuillère.
3. Étalez votre chocolat dans un plat couvert de papier de cuisson pour en faire une fine couche (+- 5mm) et placez au congélateur pendant 1 heure.

Paulinehanuise.com

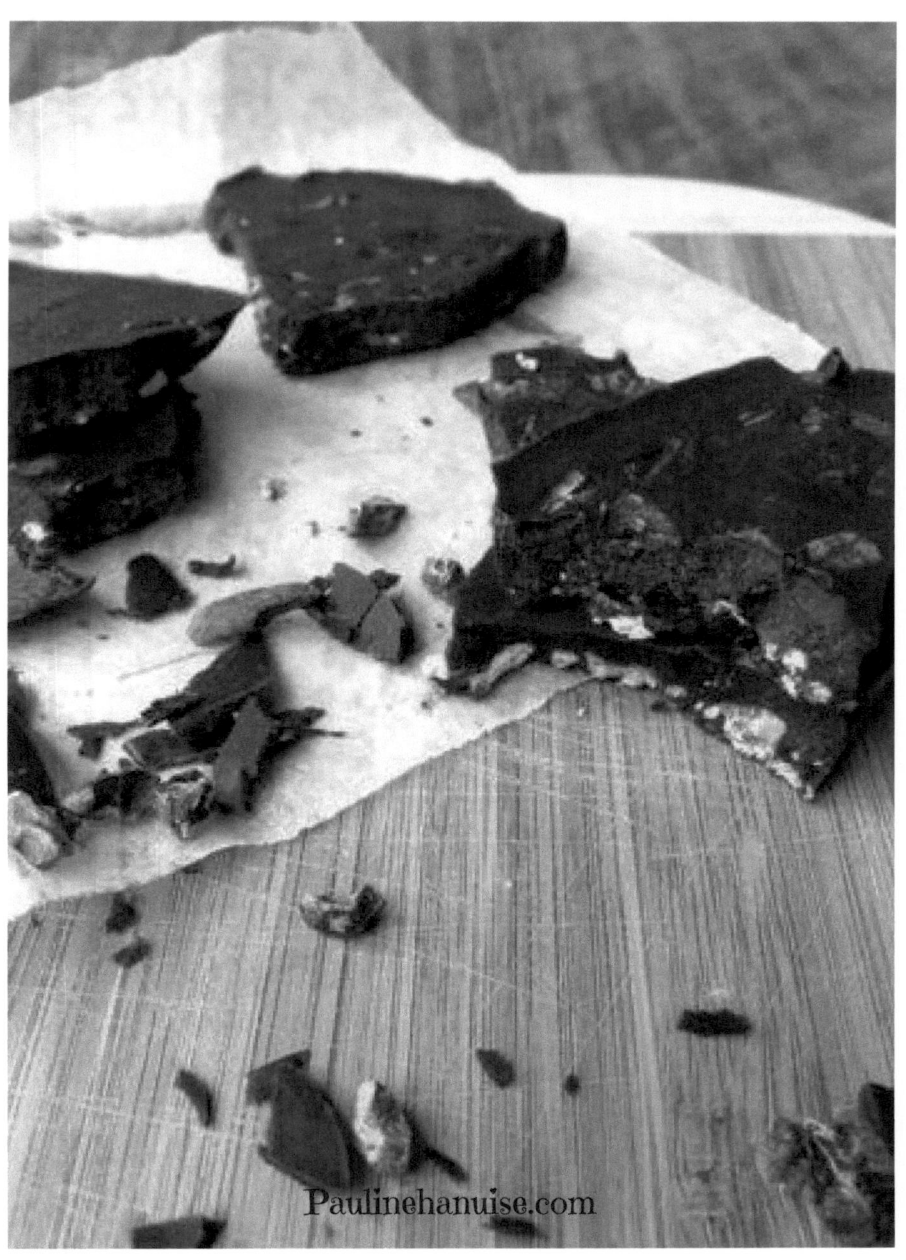
Paulinehanuise.com

CHOCOLAT AU BEURRE DE CACAHUÈTES & CACAO NIBS

INGREDIENTS

1 tasse huile de coco - fondue

2/3 tasse cacao

1/4 tasse beurre de cacahuète - non-salé

1 grosse cac xylitol (ou édulcorant préféré)

1 pincée sel de mer

1 pincée cannelle

1 cas cacao nibs

DIRECTIONS

1. Mettez tous les ingrédients (sauf nibs et beurre de cacahuètes) dans votre mixeur et mixez jusqu'à obtention d'une texture homogène. Ajoutez le beurre de cacahuètes a la fin pour garder le croquant.
2. Ajoutez les nibs et mélangez avec une cuillère.
3. Étalez votre chocolat dans un plat couvert de papier de cuisson pour en faire une fine couche et placez au congélateur pendant 1 heure.

Paulinehanuise.com

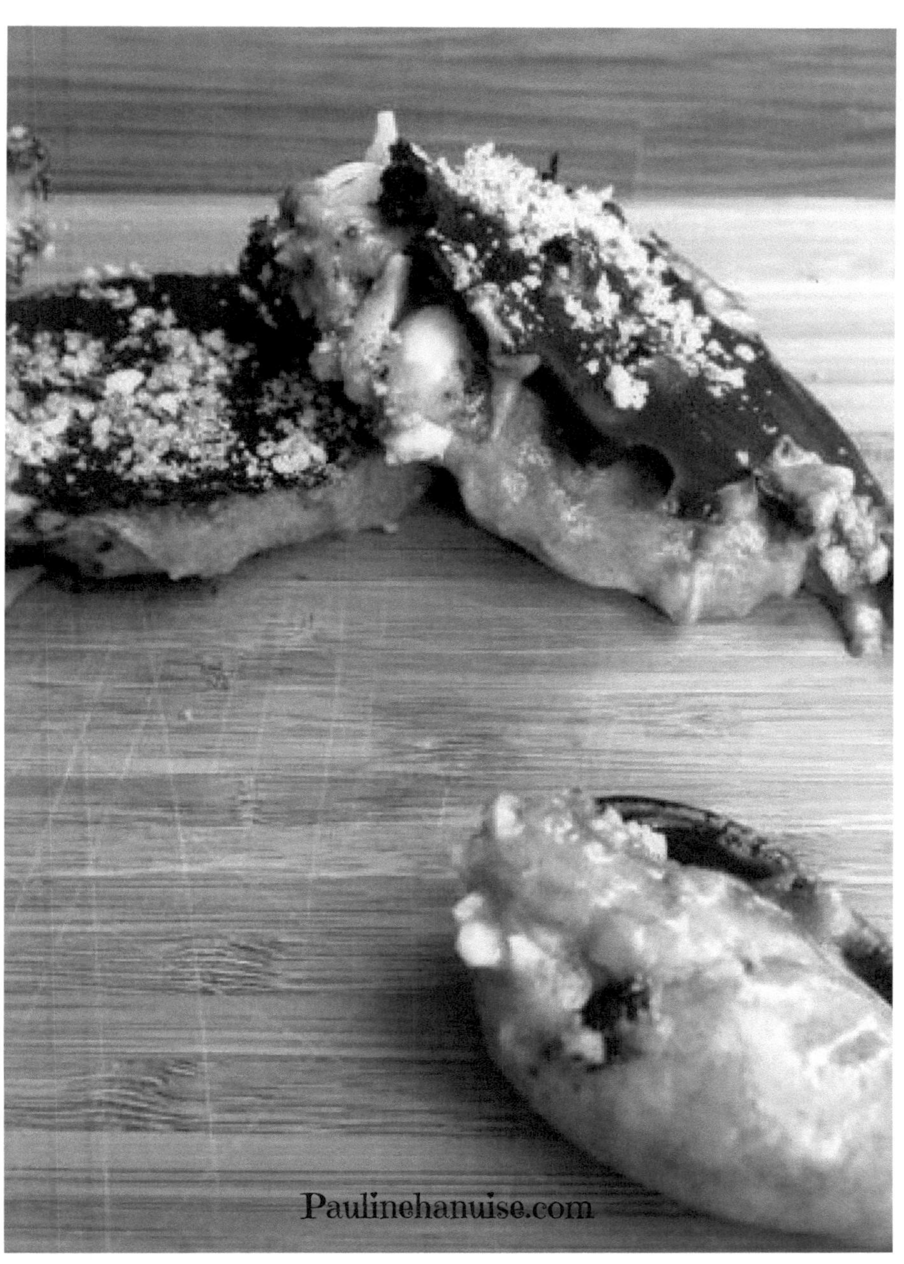
Paulinehanuise.com

SNICKERS, VERSION SUPER SAINE

INGREDIENTS

2 tasses caramel salé (voir recettes basiques)

1 x recette chocolat basique (voir barres de chocolat)

1 tasse cacahuètes crues

DIRECTIONS

1. Préparez votre caramel salé et placez-le au frigo.
2. Préparez une recette de chocolat basique.
3. Étalez la moitié du chocolat dans un récipient couvert de papier de cuisson et placez au congélateur quelques minutes pour solidifier.
4. Parsemez 2/4 des cacahuètes sur le chocolat solide et étalez votre caramel par dessus. Placez de nouveau au congélateur quelques minutes pour solidifier.
5. Finissez par étaler le reste du chocolat au dessus du caramel et placez au congélateur pendant +- 1 heure.
6. Garnissez avec le reste des cacahuètes.

Paulinehanuise.com

Mousses

Mousse au chocolat sans sucre

Mousse au chocolat & beurre d'amandes

Mousse proteinée au chocolat & tahini

Parfait aux cerises & chocolat

Mousse d'avocat & pépites de chocolat

Mousse au chocolat & noix

Pudding au chocolat

Mousse au chocolat & avocat

Paulinehanuise.com

Mousses

Les mousses, puddings et parfaits de cette section sont probablement les options les plus faciles et saines en ce qui concerne les desserts au chocolat.

Les recettes de cette sections peuvent aussi facilement être transformées en smoothie en ajoutant plus de liquide (eau de coco, laits en tous genres, eau, crème, etc). À l'inverse, les recettes de smoothie peuvent être transformée en mousse en utilisant moins de liquide.

Comme toujours, n'hésitez pas à utiliser votre lait et édulcorant de choix en gardant en à l'esprit que le lait que vous utilisez aura un impact sur le gout final de votre recette. N'hésitez donc pas à ajouter plus ou moins d'édulcorant en fonction du lait que vous utilisez.

Paulinehanuise.com

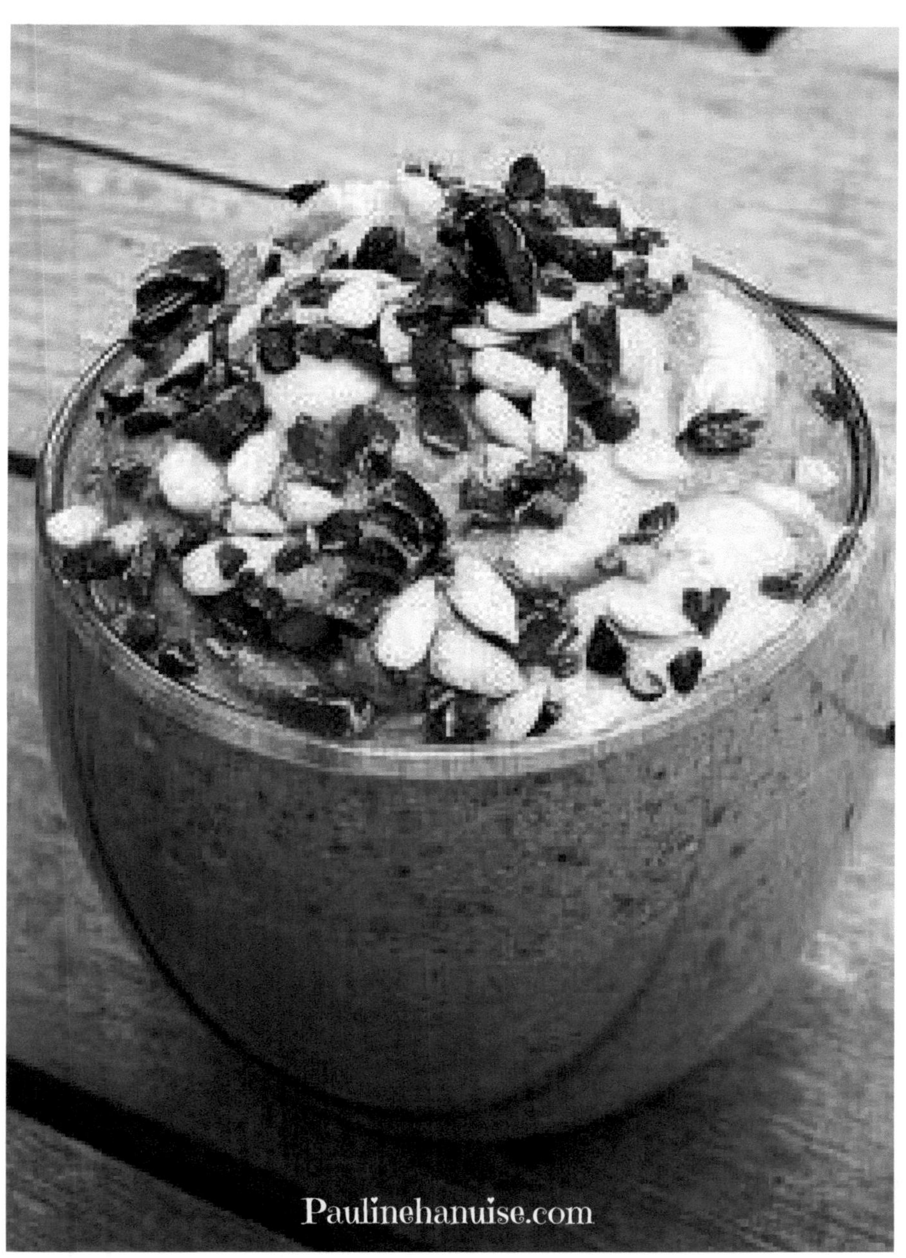
Paulinehanuise.com

MOUSSE AU CHOCOLAT SANS SUCRE

INGREDIENTS (1 PERS)

1/2 avocat mûr

1/4 tasse eau de noix de coco

1 tasse chair de jeune noix de coco

2 cas cacao

1 cas tahini

1/5 tasse fèves de cacao ou nibs

1 pincée cannelle

1 pincée sel de mer

1 pincée vanille (facultatif)

DIRECTIONS

1. Mixez tous les ingrédients à l'aide de votre mixeur sauf les fèves de cacao / nibs.
2. Ajoutez les fèves de cacao / nibs à la fin pour garder le croquant et placez au frigo pendant 30 à 60 min.
3. Garnissez avec des nibs, noix, graines, tahini et / ou fruits frais.

Paulinehanuise.com

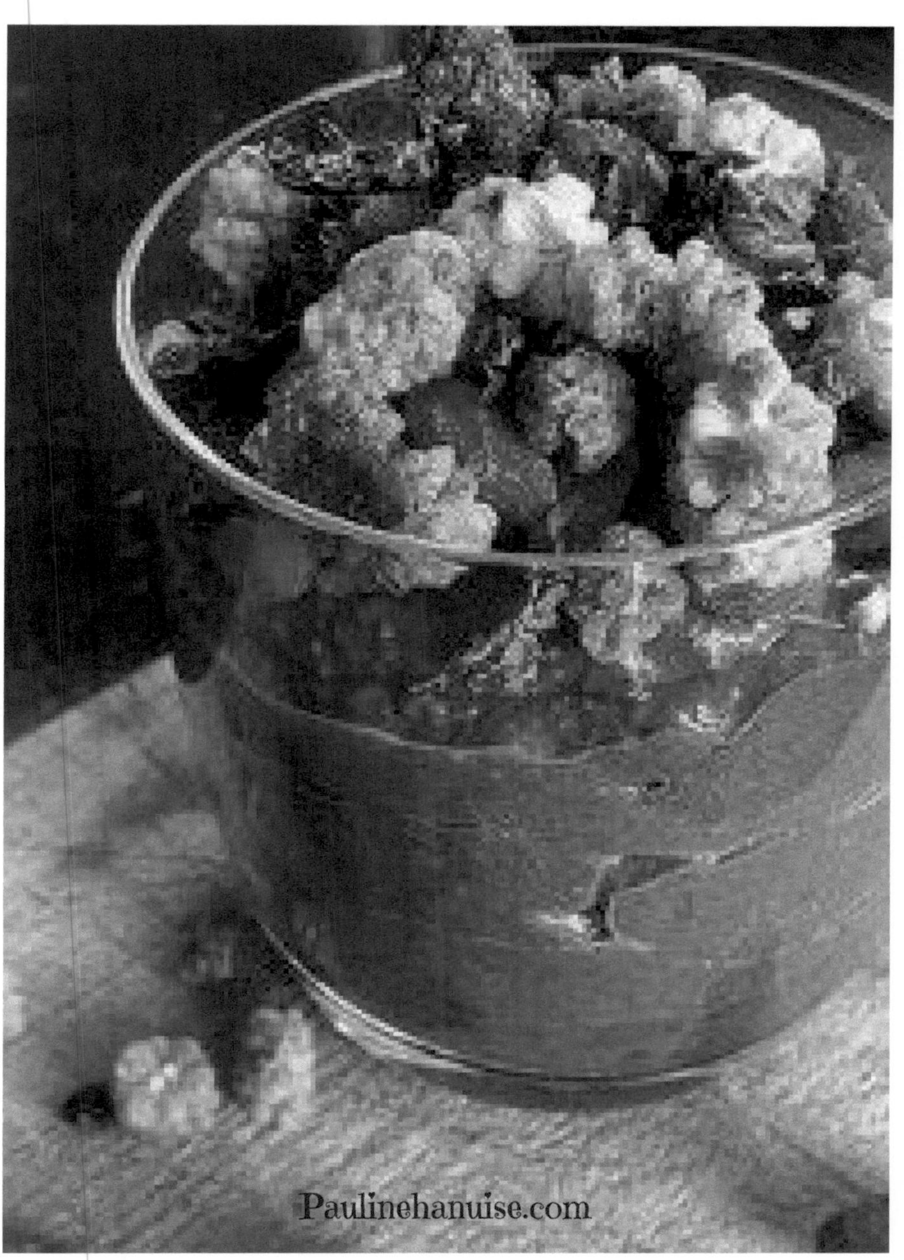
Paulinehanuise.com

MOUSSE AU CHOCOLAT & BEURRE D'AMANDES

INGREDIENTS (1 PERS)

1 petit avocat

1 à 2 cas beurre d'amandes

2 cas cacao

+- 1/2 tasse lait d'amandes (voir recettes basiques)

1 cas poudre de maca (facultatif mais recommandé)

Édulcorant préféré si nécessaire

1 cas graines de chia (facultatif)

DIRECTIONS

1. Mixez tous les ingrédients à l'aide de votre mixeur. Commencez avec un tout petit peu de lait.
2. Ajoutez quelques gouttes de lait si la texture est trop épaisse, sans obtenir une mixture trop liquide.
3. Ajustez le goût avec votre édulcorant préféré si nécessaire. Si vous utilisez du maca, la mousse sera naturellement sucrée.
4. Garnissez avec des nibs, baies de goji et mûres séchées ou autre.

Paulinehanuise.com

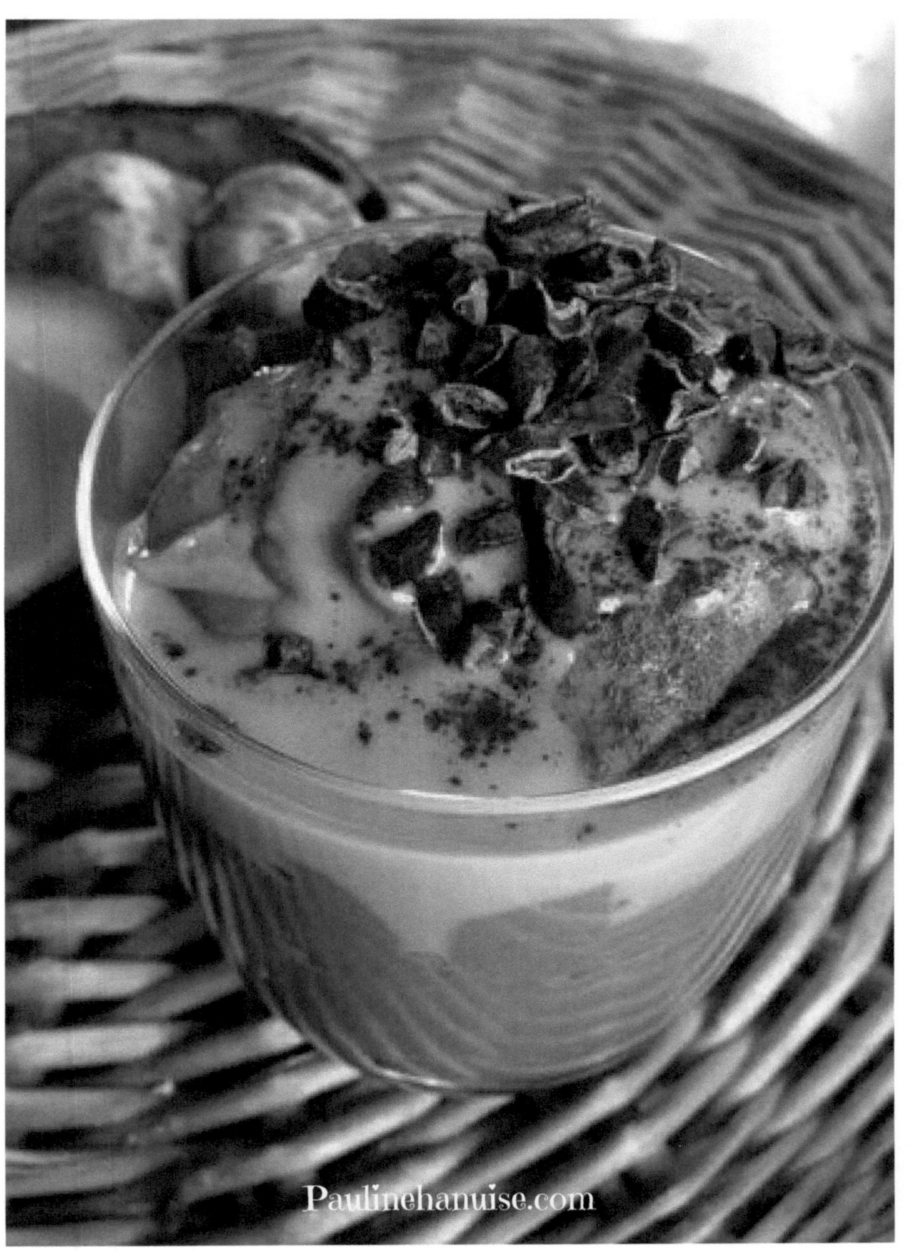
Paulinehanuise.com

MOUSSE PROTEINÉE AU CHOCOLAT & TAHINI

INGREDIENTS (1 PERS)

1 tasse de lait de coco (ou alternative favorite)

3 grosses cac poudre de chanvre

1 avocat entier

1 grosse cac cacao

1 grosse cac poudre de maca

2 grosses cac tahini

1 pincée cannelle

DIRECTIONS

1. Mixez tous les ingrédients avec votre mixeur. Ajoutez un peu de lait si la texture est trop épaisse.
2. Garnissez avec de la cannelle, des nibs et du tahini.

NOTE: le lait de coco est naturellement sucré. Vous pouvez ajouter un peu de votre édulcorant favorit si vous choisissez d'utiliser un autre type de lait.

Paulinehanuise.com

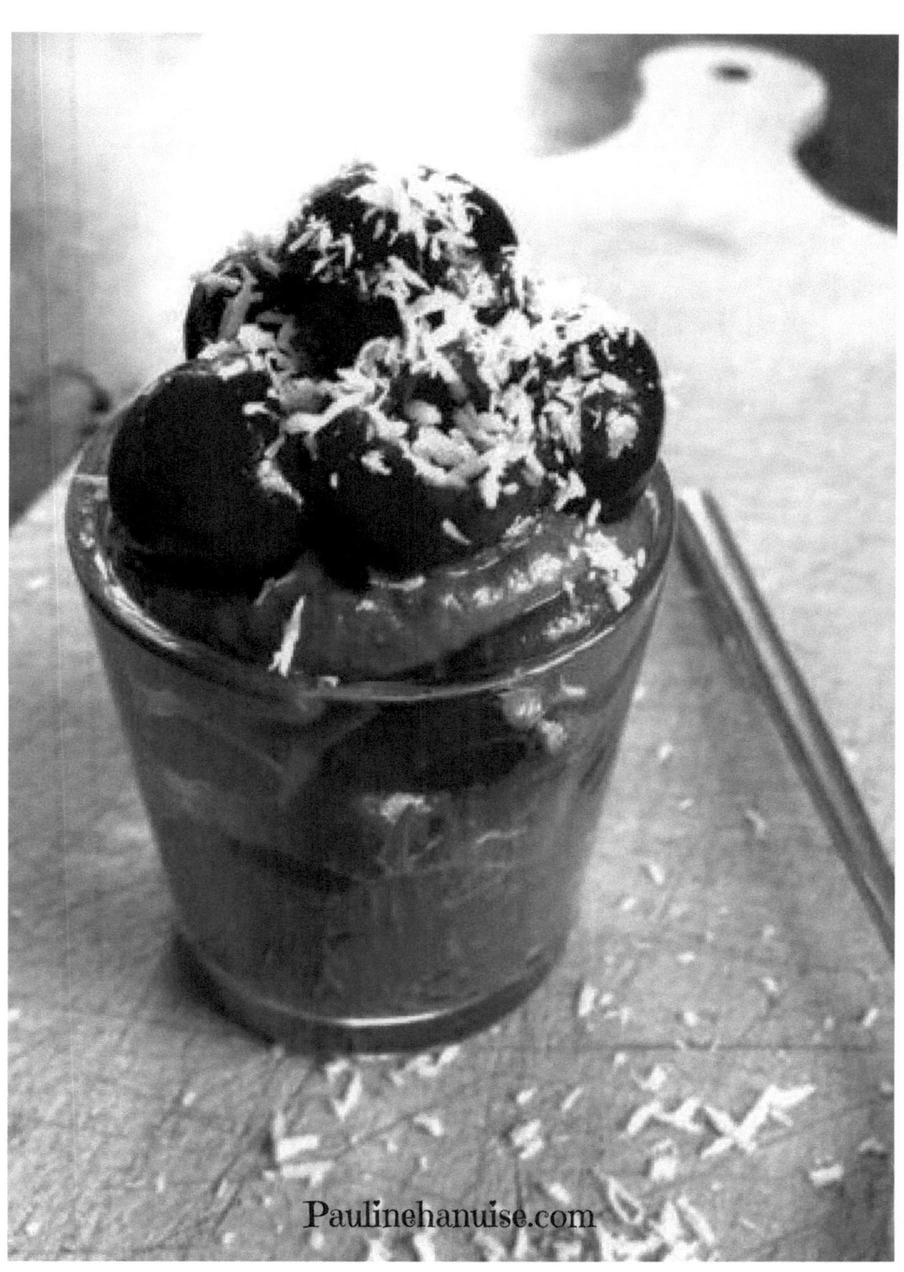
Paulinehanuise.com

PARFAIT AUX CERISES & CHOCOLAT

INGREDIENTS (1-2 PERS)

1 banane

1 avocat

1/2 tasse cacao

1 splash de lait d'amandes (ou lait préféré)

1 pincée sel de mer

1 pincée cannelle

1 tasse de cerises - fraiches ou congelées

Noix de coco séchée pour la déco

DIRECTIONS

1. Si vos cerises sont congelées, préparez-les à l'avance pour qu'elles aient le temps de dégeler.
2. Mixer tous les ingrédients avec votre mixeur (sauf cerises et noix de coco) jusqu'à obtention d'une mousse.
3. Versez un peu de la mousse dans un verre et placez quelques cerise au dessus pour créer une 1ère couche. Répétez jusqu'à ce que le verre soit rempli et garnissez.

Paulinehanuise.com

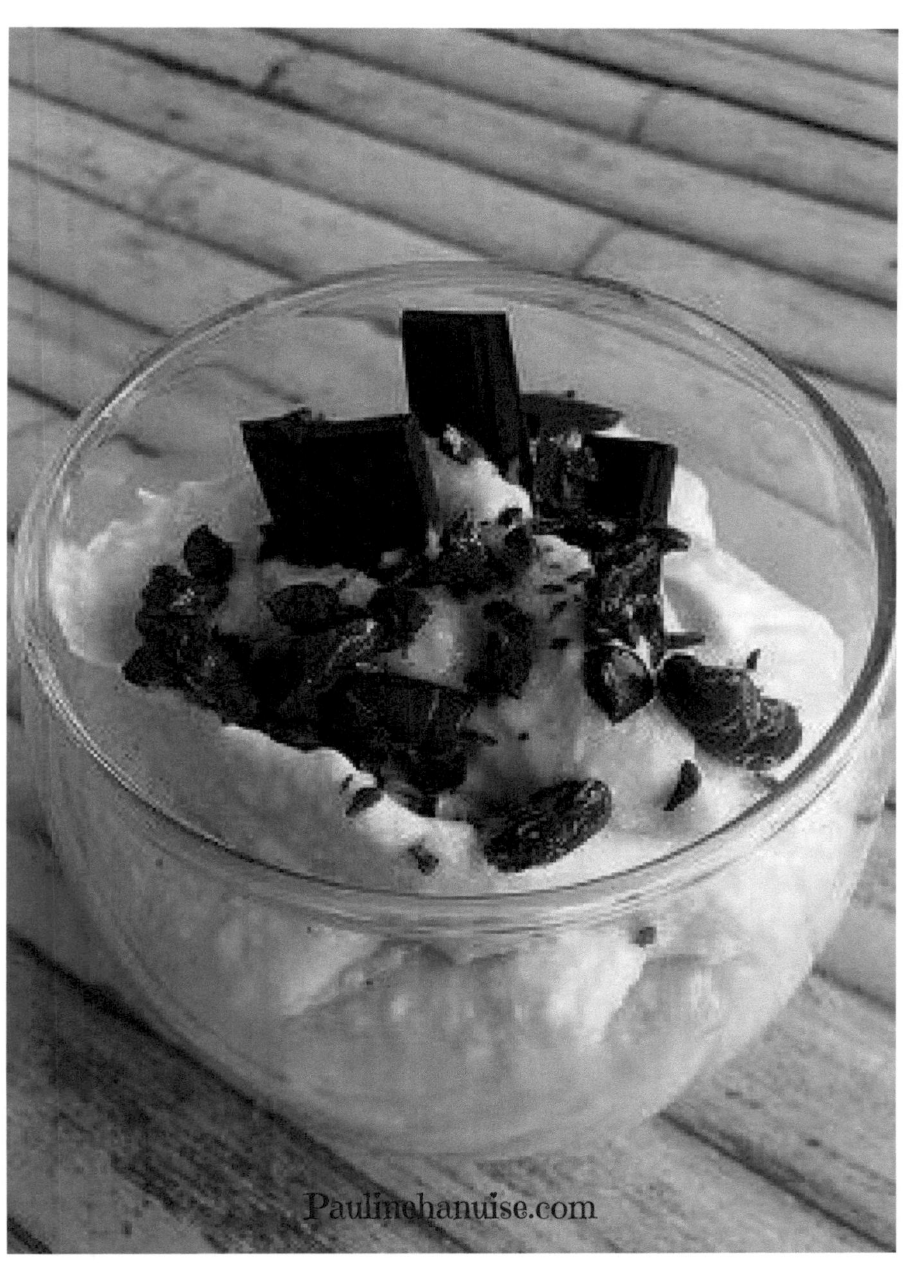
Paulinehanuise.com

MOUSSE D'AVOCAT ET PÉPITES DE CHOCOLAT

INGREDIENTS (1 PERS)

1/2 avocat bien mûr

1/2 tasse chair de jeune noix de coco (ou crème de coco)

1/4 tasse eau de coco (ou eau)

Cacao nibs et / ou morceau de chocolat noir pour garnir

DIRECTIONS

1. Mixer tous les ingrédients à l'aide de votre mixeur.
2. Ajoutez un peu d'eau de coco ou d'eau au besoin.
3. Versez dans un beau verre et garnissez avec des nibs et des morceaux de chocolat noir.

NOTE: Si vous désirez quelque chose de plus sucré, ajoutez 1/2 banane ou l'édulcorant de votre choix.

Paulinehanuise.com

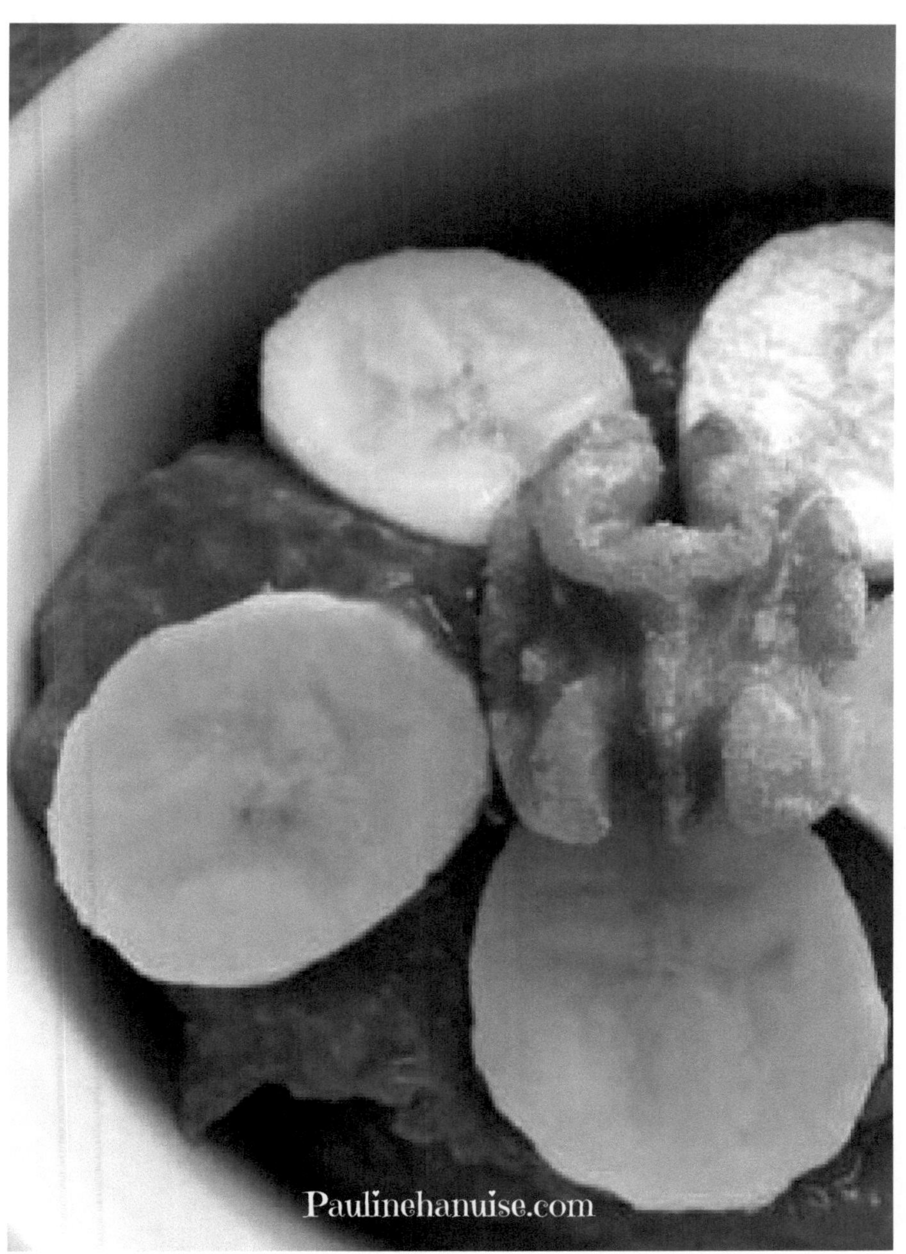
Paulinehanuise.com

MOUSSE AU CHOCOLAT & NOIX

INGREDIENTS (1 PERS)

1/2 avocat

1/2 banane

1 grosse cas cacao

1 splash lait d'amande (ou option préférée)

1 petite poignée de noix crues

1 cas beurre de cacahuète

1 pincée sel de mer

DIRECTIONS

1. Mixer tous les ingrédients - sauf noix - à l'aide de votre mixeur ou robot de cuisine jusqu'à obtention d'une mousse crémeuse.
2. Ajoutez les noix a la fin pour garder des morceaux croquants.
3. Décorez comme vous aimez.

Paulinehanuise.com

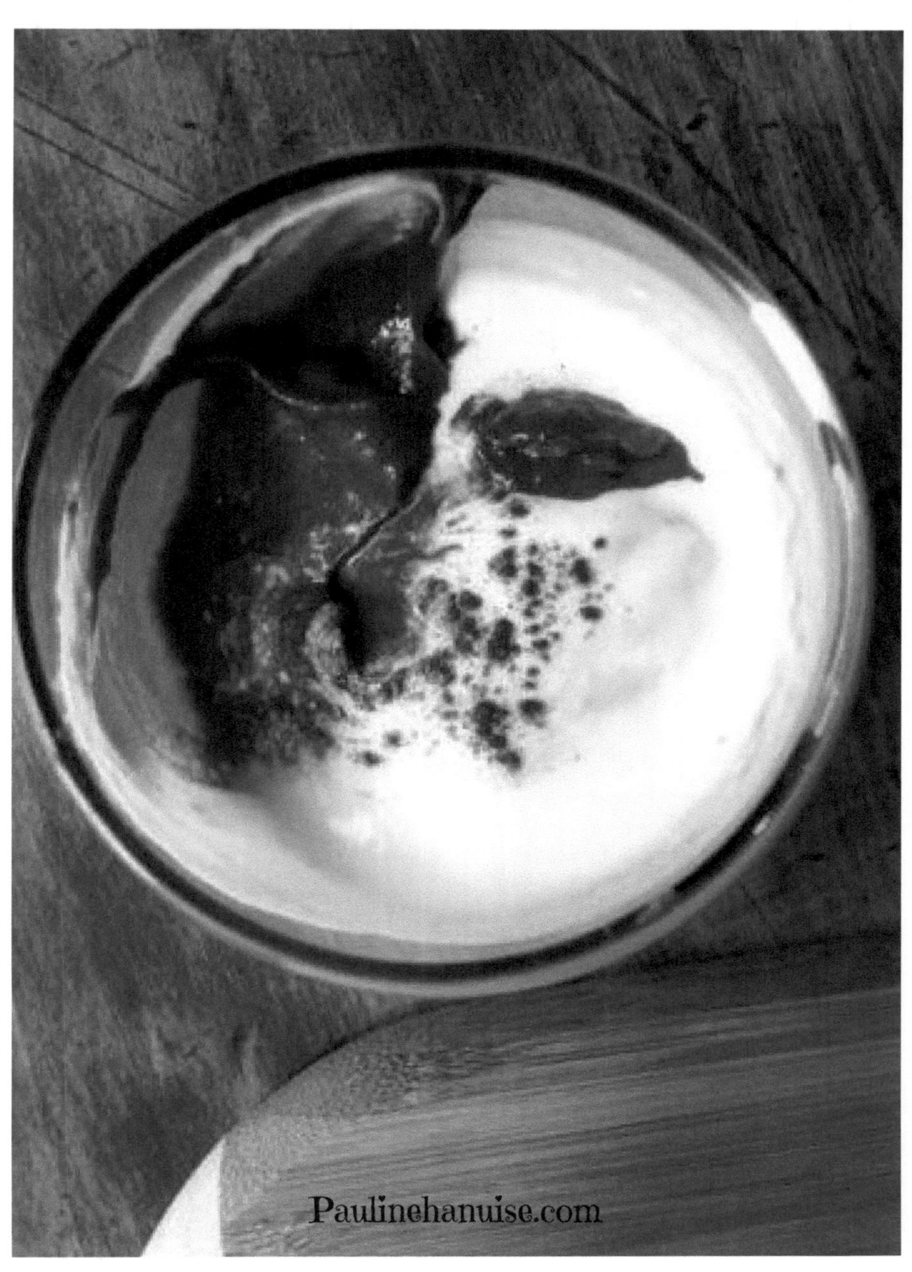
Paulinehanuise.com

PUDDING AU CHOCOLAT

INGREDIENTS (1-2 PERS)

1 avocat

1 cas xylitol ou 1 banane (ou édulcorant préféré)

1/4 tasse cacao

1 splash lait ou crème de coco (ou votre lait préféré)

1 pincée sel de mer

1 pincée cannelle

DIRECTIONS

1. Mixer tous les ingrédients - sauf noix - à l'aide de votre mixeur ou robot de cuisine jusqu'à obtention d'une mousse crémeuse et homogène.
2. Mangez directement ou placez au frigo avec un film plastique par dessus.
3. Servez avec de la crème de coco fouettée (voir recettes basiques) et de la cannelle.

NOTE: en fonction du lait que vous utilisez, vous aurez peut-être besoin d'ajouter plus ou moins d'édulcorant.

Paulinehanuise.com

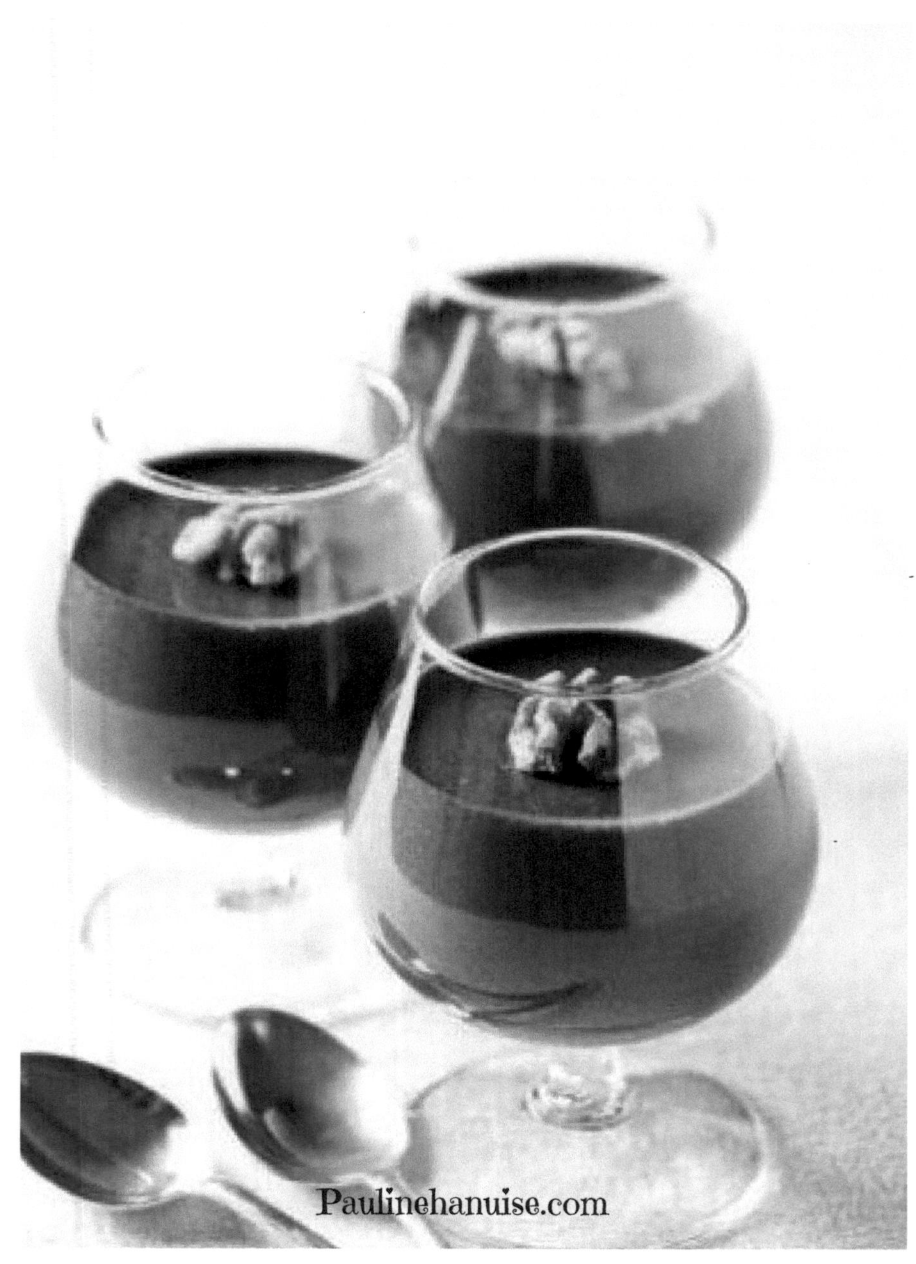
Paulinehanuise.com

MOUSSE AU CHOCOLAT & AVOCAT

par Sarah Wilson

INGREDIENTS (4-6 PERS)

2 avocats mûres

1/2 tasse crème de coco, refroidie pour être bien ferme

1/4 tasse poudre de cacao

1 cas graines de chia

1-2 cac granules de stevia ou 1 cas sirop de riz

1 pincée poudre de vanille (ou 1 cac d'extrait de vanille)

1/2 cac cannelle

1 pincée sel de mer

Morceaux de noix, pour servir

DIRECTIONS

1. Mixer tous les ingrédients - sauf noix - à l'aide de votre mixeur ou robot de cuisine jusqu'à obtention d'une mousse crémeuse et homogène.
2. Versez la mousse dans des petits verres ou tasses et placez au frigo pendant au moins 2 heures.
3. Servez avec des noix.

Paulinehanuise.com

Biscuits & Brownies

Brownies au chocolat

Glaçage au chocolat

Biscuits aux pépites de chocolat

Paulinehanuise.com

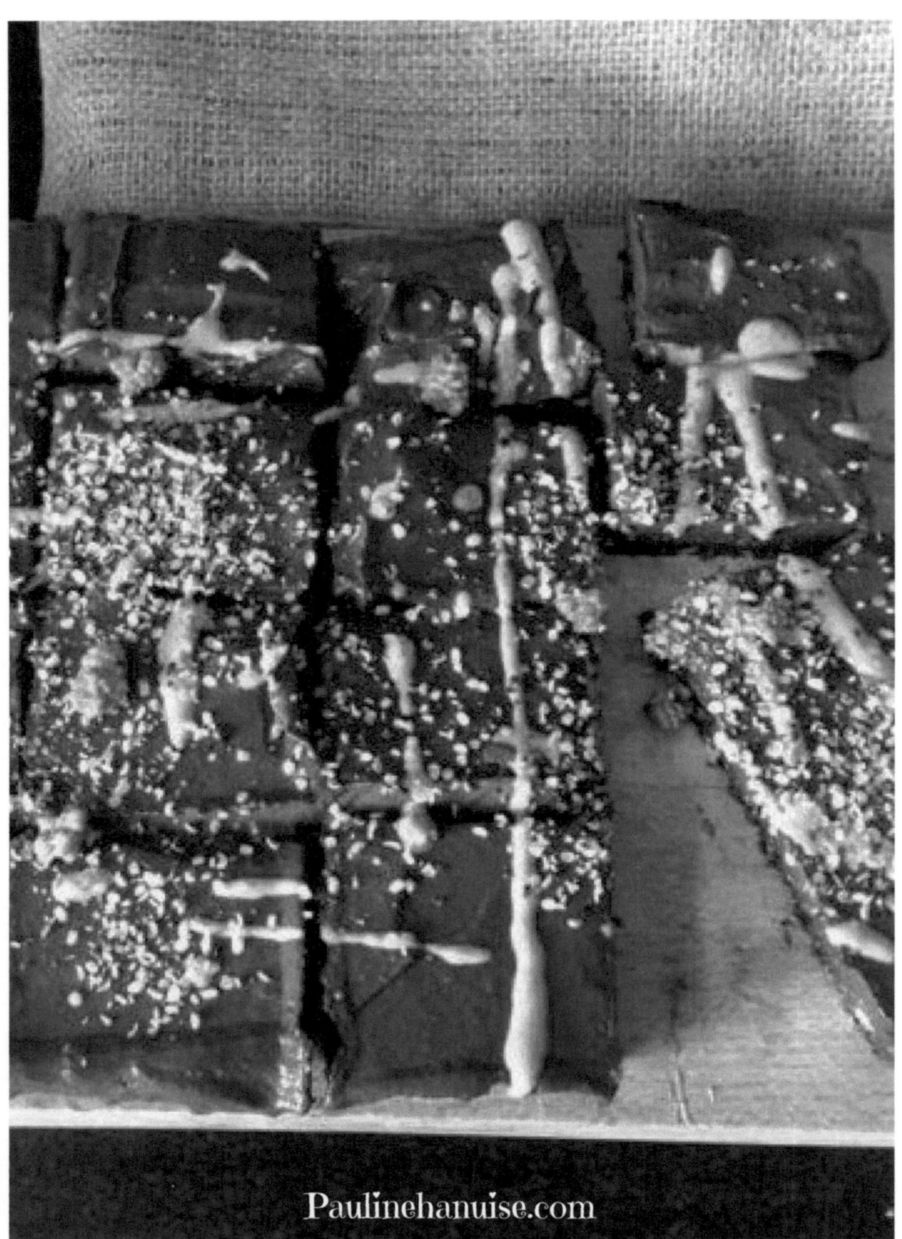
Paulinehanuise.com

BROWNIES AU CHOCOLAT

INGREDIENTS (4-6 PERS)

1/2 tasse noix de pecans - crues

1/2 tasse noix - crues

1/3 tasse cacao

2 cas huile de coco - fondue

1/4 tasse coco séchée

1 tasse dates - dénoyautées

1 pincée sel de mer

3 cas graines de chia (facultatif)

DIRECTIONS

1. Mixer tous les ingrédients à l'aide de votre mixeur ou robot de cuisine jusqu'à obtention d'une pâte.
2. Étalez et pressez la mixture de manière homogène dans un plat carré ou rectangulaire et placez au frigo pendant que vous préparez le glaçage au chocolat (voir page suivante).

Paulinehanuise.com

GLAÇAGE AU CHOCOLAT

INGREDIENTS

1 avocat bien mûr

1/4 tasse cacao

2 cas huile de coco - fondue

1 cas sirop de riz (or édulcorant liquide préféré)

1 pincée cannelle

1 pincée sel de mer

DIRECTIONS

1. Mixer tous les ingrédients à l'aide de votre mixeur ou robot de cuisine jusqu'à obtention d'une pâte au chocolat crémeuse.
2. Étalez votre glaçage au dessus de votre brownie et placez de nouveau au frigo pendant 1 a 2 heures avant de servir.
3. Garnissez comme désiré et servez avec de la sauce au caramel salé et / ou sauce au chocolat (voir recettes basiques).

Paulinehanuise.com

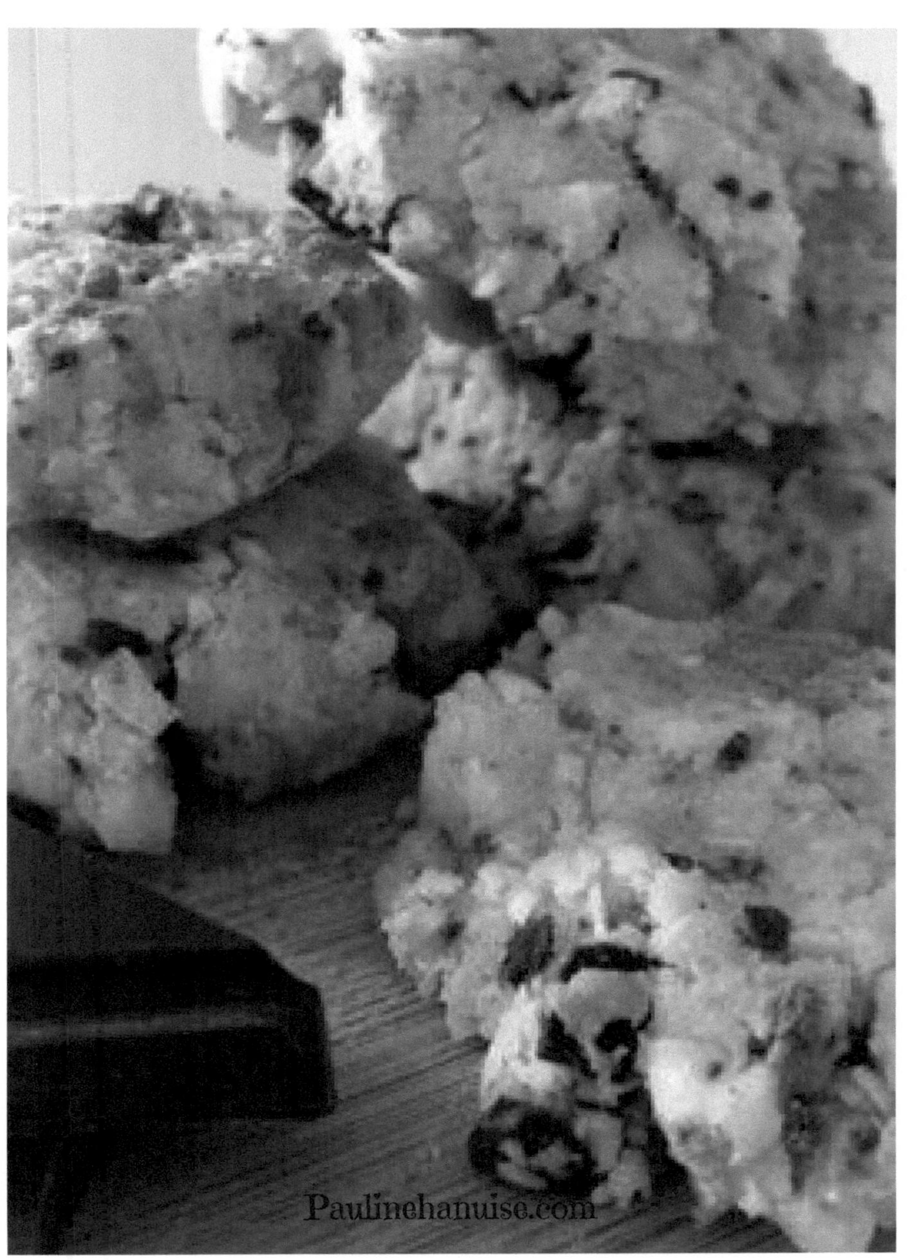
Paulinehanuise.com

BISCUITS AUX PÉPITES DE CHOCOLAT

INGREDIENTS (4 BISCUITS)

1 tasse flocons de coco

1.5 tasse poudre d'amande

4 cas huile de coco - fondue

+- 2 grands carrés de chocolat noir en petits morceaux

1/2 cac cannelle

DIRECTIONS

1. Placez la poudre d'amande, la cannelle et les morceaux de chocolat dans un grand bol / plat.
2. Mixez les flocons de coco à l'aide de votre mixeur ou robot de cuisine pour obtenir une sorte de farine et ajoutez-la à votre mélange.
3. Ajoutez-y l'huile de coco et mélangez bien avec une cuillère ou vos mains jusqu'à obtention d'une pâte légèrement collante. Ajoutez un peu d'huile de coco si le mélange ne tient pas ensemble.
4. Faites-en 4 boules de pâte et pressez chacune doucement sur un plat recouvert de papier de cuisson.
5. Placez au frigo pour +- 2 heures.

Paulinehanuise.com

Tartes & Pies

Tarte au chocolat fondant

The love chocolate pie

Tarte à la crème de chocolat sur croute de pistaches

Tarte au caramel & crème de chocolat

Tarte aux pécans, caramel & ganache au chocolat

La tarte au chocolat cru de toutes les occasions

Paulinehanuise.com

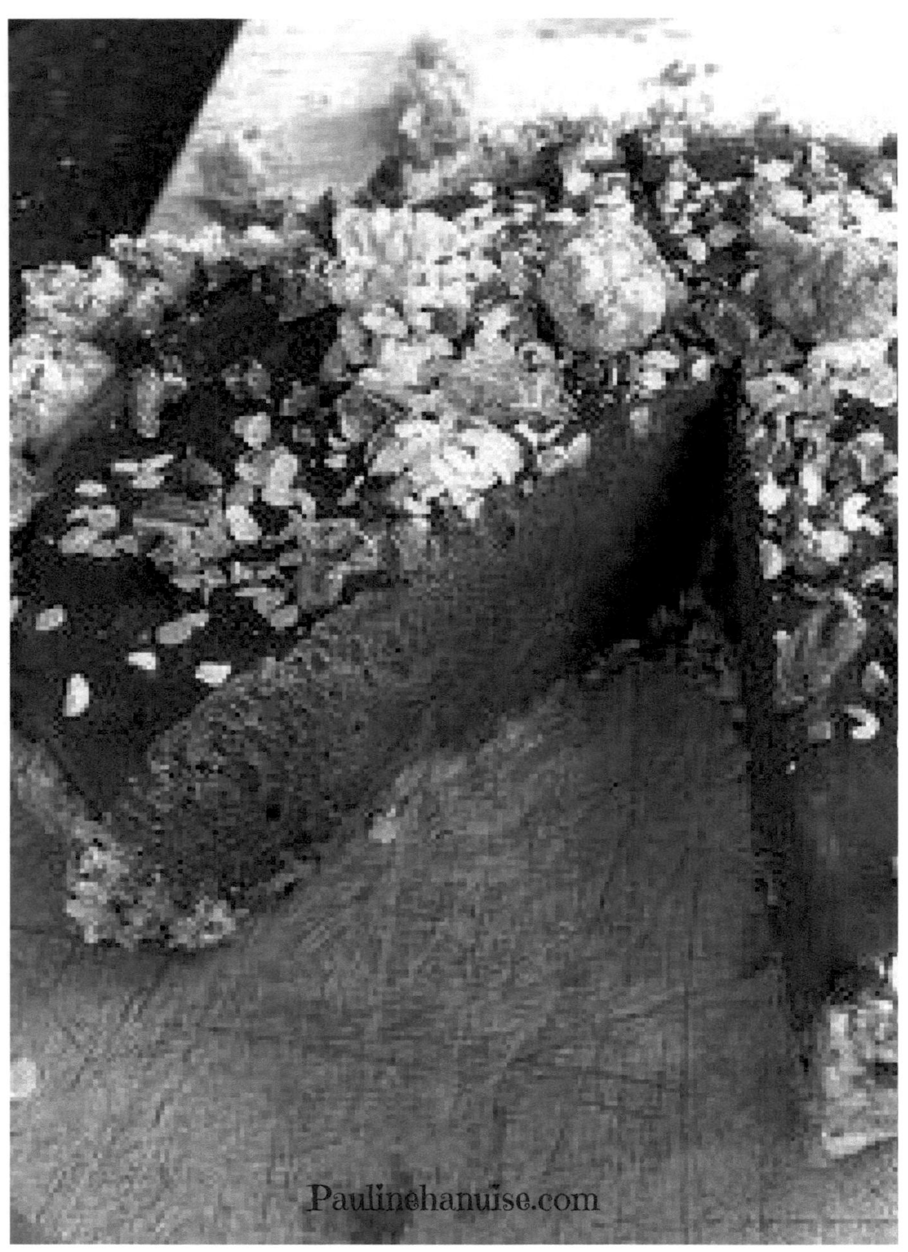
Paulinehanuise.com

TARTE AU CHOCOLAT FONDANT

INGREDIENTS (4 PERS)

Croute

1.5 tasse mélange de noix crues

1 cas huile de coco - fondue

1/3 tasse de raisins secs ou dates - dénoyautées

Farce

1 tasse pâte de dates (voir recettes basiques)

1/2 tasse cacao

1/3 tasse huile de coco - fondue

1 pincée sel de mer

1 pincée cannelle

1/4 tasse lait d'amande (si la mixture est trop dense)

Garnitures (facultatif)

Nibs de cacao

Graines de chanvre décortiquées

Mûres séchées

TARTE AU CHOCOLAT FONDANT

DIRECTIONS

Croute

1. Mixer tous les ingrédients à l'aide de votre mixeur.
2. Étalez et pressez la mixture de manière homogène dans un petit moule a tarte et placez au frigo pendant que vous préparez votre farce.

Farce

1. Placez tous les ingrédients dans votre robot ou mixeur (sauf le lait) et mixer jusqu'à obtention d'une texture épaisse et crémeuse. Si c'est trop collant, ajoutez un peu de lait et continuez a mixer.
2. Versez la farce au dessus de votre croute et placez le tout au frigo pour au moins 2 heures.
3. Garnissez avec ce que vous voulez.

Paulinehanuise.com

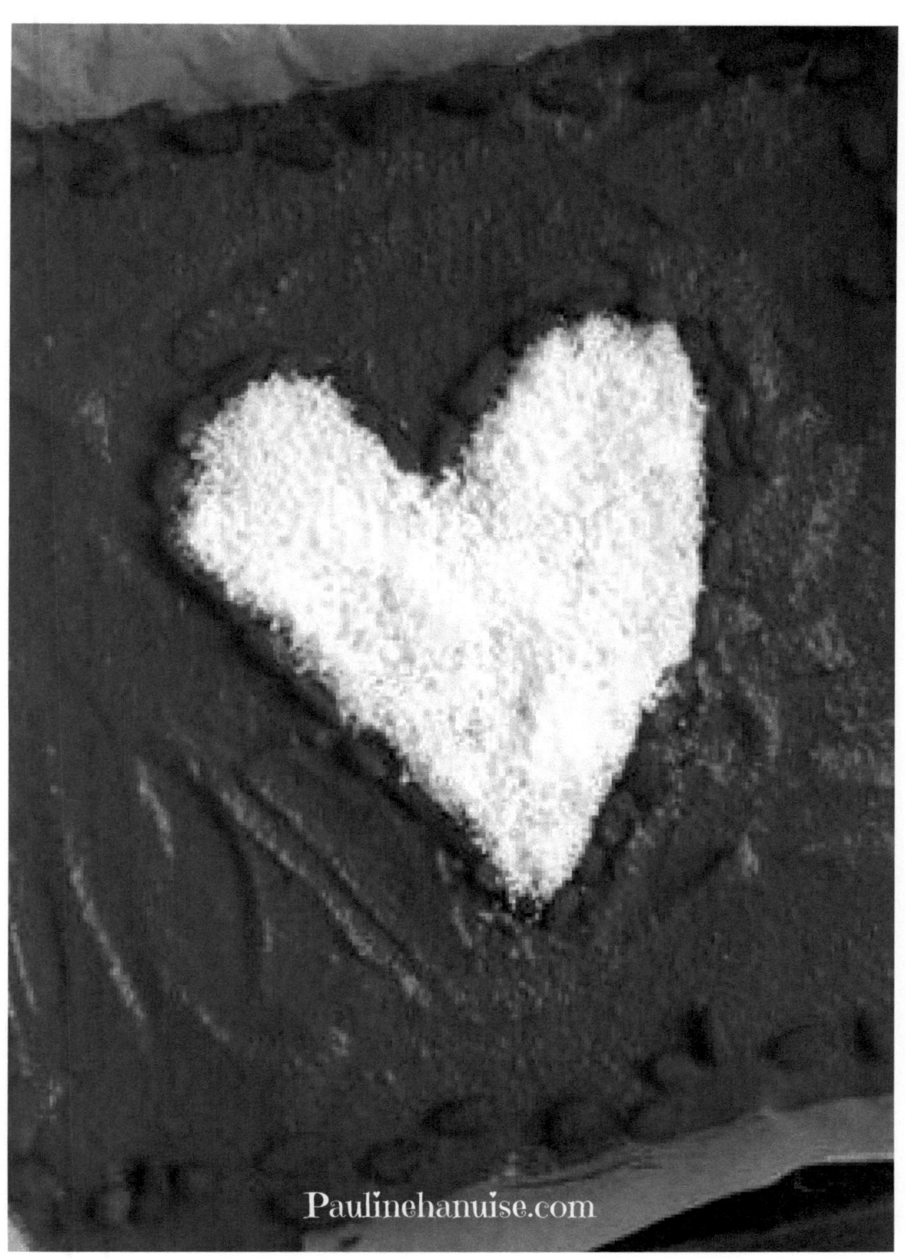
Paulinehanuise.com

THE LOVE CHOCOLATE PIE

INGREDIENTS (4-6 PERS)

Croute

2 tasses mélange de noix crues

1 cas coco séchée (ou en flocons)

1 tasse de dates - dénoyautées

Farce

1 & 1/4 tasse cacao

1 pâte de dates (voir recettes basiques)

1 petite conserve (270ml) crème de coco

1 tasse cajous crues - trempées et rincées

1 tasse noix crues

Garnitures (facultatif)

Coco séchée

Baies de goji

Paulinehanuise.com

THE LOVE CHOCOLATE PIE

DIRECTIONS

Croute

1. Mixer tous les ingrédients à l'aide de votre mixeur.
2. Étalez et pressez la mixture de manière homogène dans un petit moule.
3. Placez au frigo et préparez votre farce.

Farce

1. Placez tous les ingrédients dans votre robot ou mixeur et mixer jusqu'à obtention d'une texture épaisse et crémeuse.
2. Étalez la farce au dessus de votre croute et placez le tout au frigo pour au moins 2 heures.
3. Garnissez avec ce que vous voulez.

Paulinehanuise.com

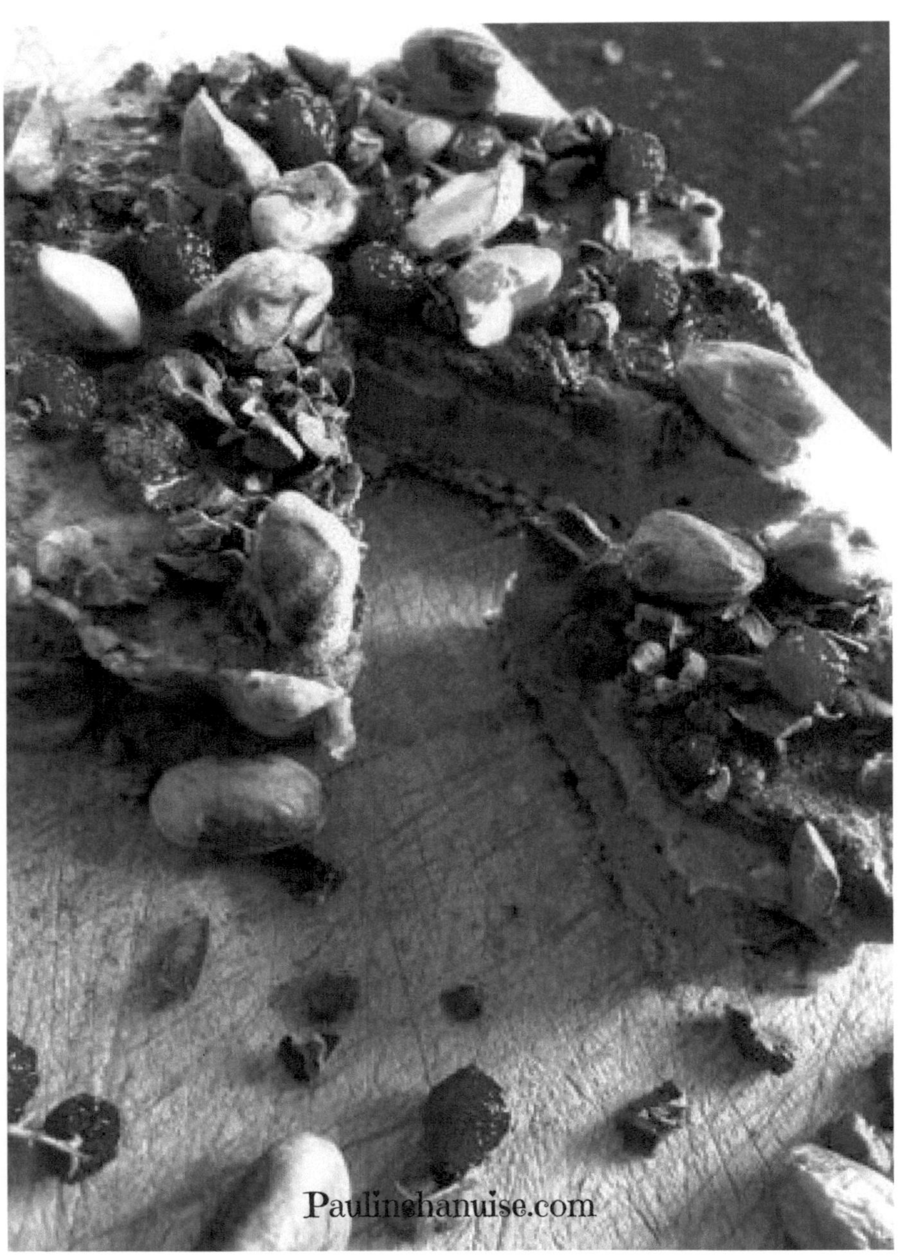
Paulinchanuise.com

TARTE À LA CRÈME DE CHOCOLAT SUR CROUTE DE PISTACHES

INGREDIENTS (1-2 PERS)

Croute

1 tasse pistaches crues

1 cas graines de chia

1 cas graines de pavot

1/2 tasse huile de coco - fondue

1/2 cac cannelle

Farce

1 banane

1/2 tasse lait de coco

2 cas cacao

1 cas sirop de riz (ou édulcorant liquide favori)

1/3 tasse huile de coco - fondue

1/2 cac cannelle

1 pincée sel de mer

TARTE À LA CRÈME DE CHOCOLAT SUR CROUTE DE PISTACHES

DIRECTIONS

Croute

1. Mixer tous les ingrédients à l'aide de votre mixeur.
2. Étalez et pressez la mixture de manière homogène dans un petit moule à tarte.
3. Placez au frigo et préparez votre farce.

Farce

1. Placez tous les ingrédients dans votre robot ou mixeur et mixer jusqu'à obtention d'une texture crémeuse.
2. Étalez la farce au dessus de votre croute et placez le tout au frigo pour au moins 2 heures.
3. Garnissez avec ce que vous voulez. Ici, j'ai des nibs de cacao, des pistaches, des groseilles semi-séchées & de la sauce au chocolat magique (voir recettes basiques).

Paulinehanuise.com

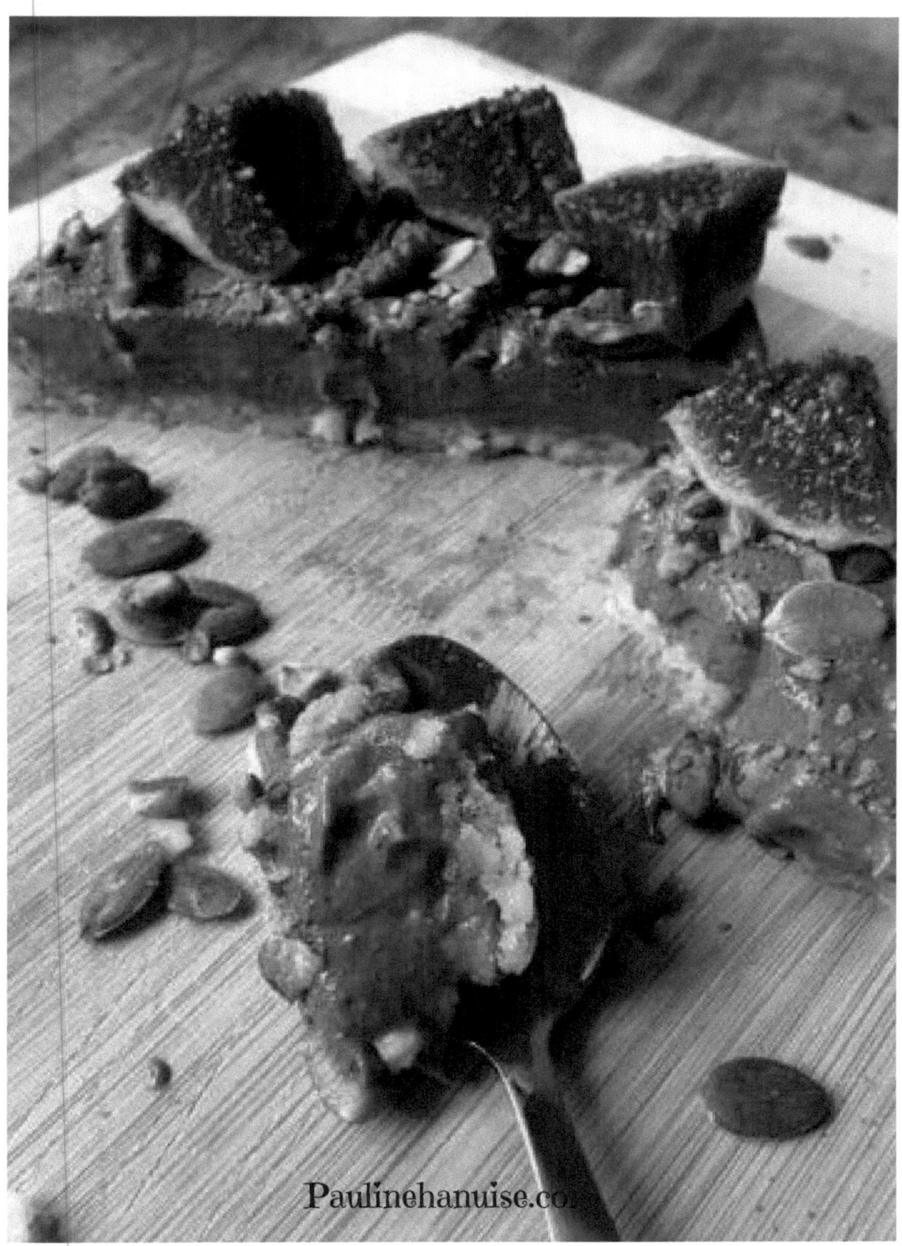
Paulinehanuise.co

TARTE AU CARAMEL & CRÈME DE CHOCOLAT

INGREDIENTS (2 PERS)

Croute

1.5 tasse mélange de noix crues

1 pincée cannelle

1 pincée sel de mer

1 grosse cas huile de coconut - fondue

Caramel

1 tasse de caramel salé épais (voir recettes basiques)

Farce

1 tasse crème de coco

1/4 tasse huile de coco - fondue

1/2 banane

1 cas xylitol (ou édulcorant favori)

1 pincée cannelle

1 pincée sel de mer

1/4 tasse cacao

Paulinehanuise.com

TARTE AU CARAMEL & CRÈME DE CHOCOLAT

DIRECTIONS

Croute

1. Mixer tous les ingrédients à l'aide de votre mixeur.
2. Étalez et pressez la mixture de manière homogène dans un petit moule couvert de papier de cuisson.
3. Placez au frigo et préparez votre farce.

Farce

1. Préparez une tasse de caramel salé comme indiqué dans les recettes basiques et étalez-le de manière homogène au dessus de votre croute. Placez au congélo.
2. Placez tous les ingrédients de la crème au chocolat dans votre mixeur et mixer jusqu'à obtention d'une texture crémeuse & homogène.
2. Versez le tout au dessus de votre caramel.
5. Placez au au frigo pendant au moins 2 à 3 heures avant de servir.

Paulinehanuise.com

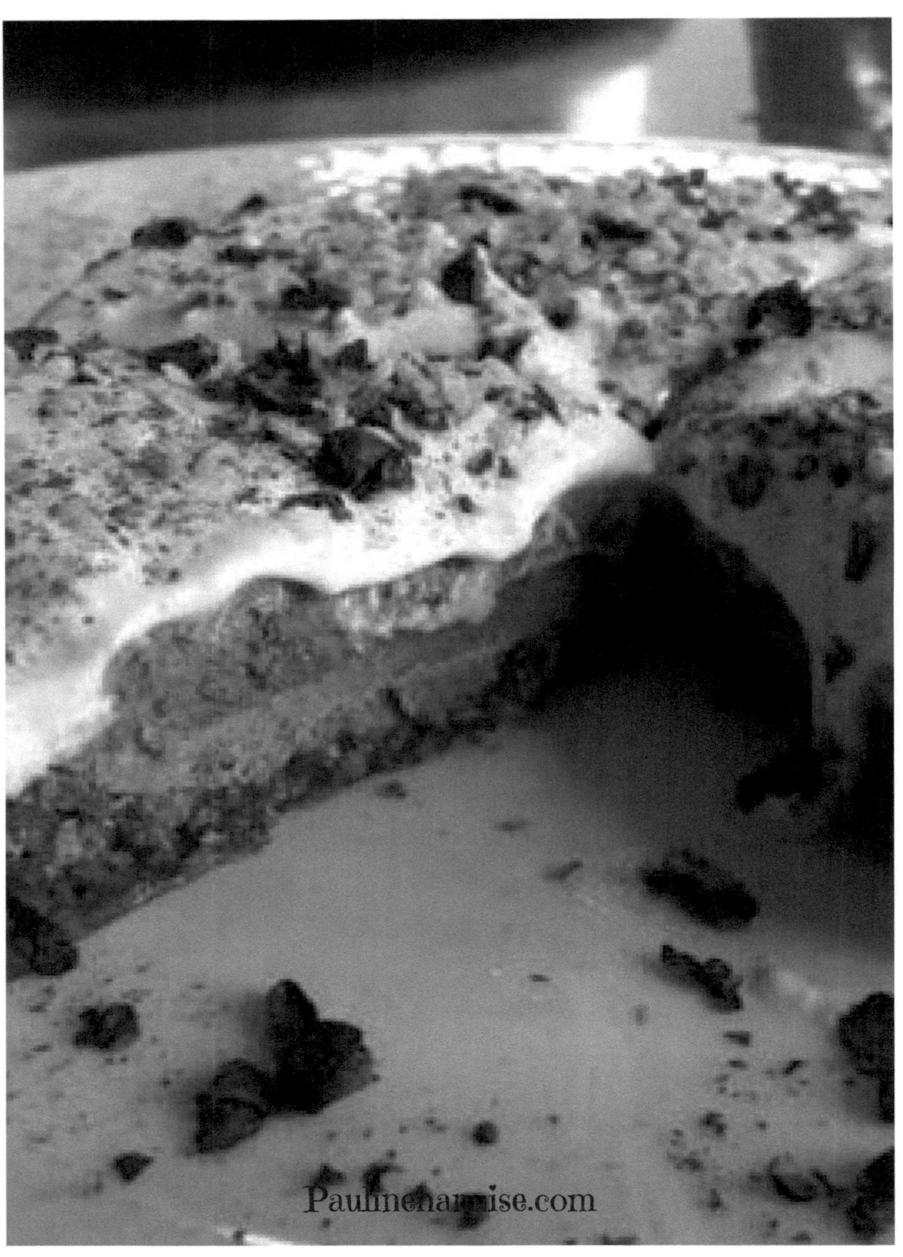

TARTE AUX PÉCANS, CARAMEL & GANACHE AU CHOCOLAT

INGREDIENTS (4 PERS)

Croute

2 tasses pécans crues

1/2 tasse dates - dénoyautées

1/2 cac cannelle

Pour les différentes couches

2 tasses caramel salé (voir recettes basiques)

2 tasses crème fraiche de coco (voir recettes basiques)

Ganache au chocolat

1 petit avocat bien mur

1 grosse cas huile de coco - fondue

1 grosse cas cacao

1 cas édulcorant liquide favori

Paulinehanuise.com

TARTE AUX PÉCANS, CARAMEL & GANACHE AU CHOCOLAT

DIRECTIONS

Croute

1. Mixer tous les ingrédients à l'aide de votre mixeur.
2. Étalez et pressez la mixture de manière homogène dans un petit moule à tarte.
3. Placez au frigo et préparez votre farce.

Farce

1. Étalez votre caramel salé sur la croute et placez au congélateur.
2. Mixez tous les ingrédients pour la ganache au chocolat avec votre robot ou mixeur et étalez-la au dessus du caramel. Placez de nouveau au congélateur.
3. Finissez par étaler une couche de crème fraiche à la coco et garnissez avec ce que vous aimez.

Paulinehanuise.com

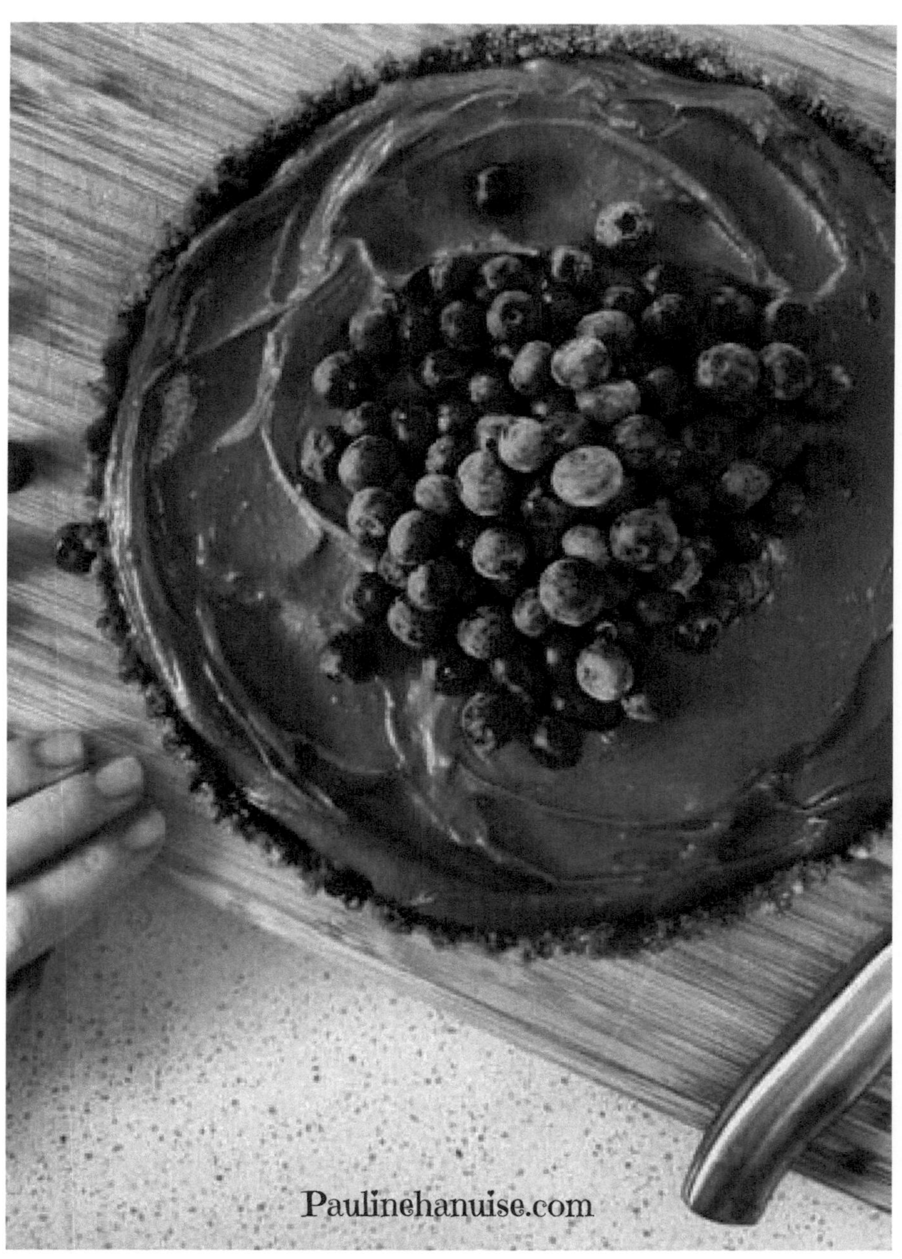
Paulinehanuise.com

LA TARTE AU CHOCOLAT CRU DE TOUTES LES OCCASIONS

par Nicky Done

INGREDIENTS (6-8 PERS)

Croute

1/2 tasse pistaches crues

1/2 tasse cajous crues

1 tasse coco séchée (ou en flocons)

1/2 tasse nibs de cacao

1/2 piment rouge (facultatif)

1 cas sirop de riz (ou 3-4 dates)

2 cas huile de coco

1 pincée sel de mer & 1 cac vanille

Farce

2 avocats mûrs

3/4 tasse cacao

2-3 cas sirop de riz

1 grosse cac cannelle & 1 cac vanille

Paulinehanuise.com

LA TARTE AU CHOCOLAT CRU DE TOUTES LES OCCASIONS

par Nicky Done

DIRECTIONS

Croute

1. Mixer tous les ingrédients à l'aide de votre mixeur.
2. Étalez et pressez la mixture de manière homogène dans un moule à tarte (ou dans 4 ou 6 moules à tartelette).
3. Placez au frigo et préparez votre farce.

Farce

1. Mixez tous les ingrédients avec votre robot ou mixeur et goutez. Ajoutez plus ou moins de cacao et / ou de sucre en fonction de vos envies et étalez la mixture au dessus de votre base.
3. Placez au frigo pour quelques heures avant de servir et garnissez avec ce que vous aimez.

Paulinehanuise.com

Truffes & Fudges

Truffes au Nutella

Truffes au chocolat & beurre de cacahuètes

Truffes au brownie au chocolat

Fudge aux cerises et chocolat

Fudge au chocolat & beurre d'amandes

Fudge aux framboises & chocolat noir

Fudge à la banane & chocolat

Paulinehanuise.com

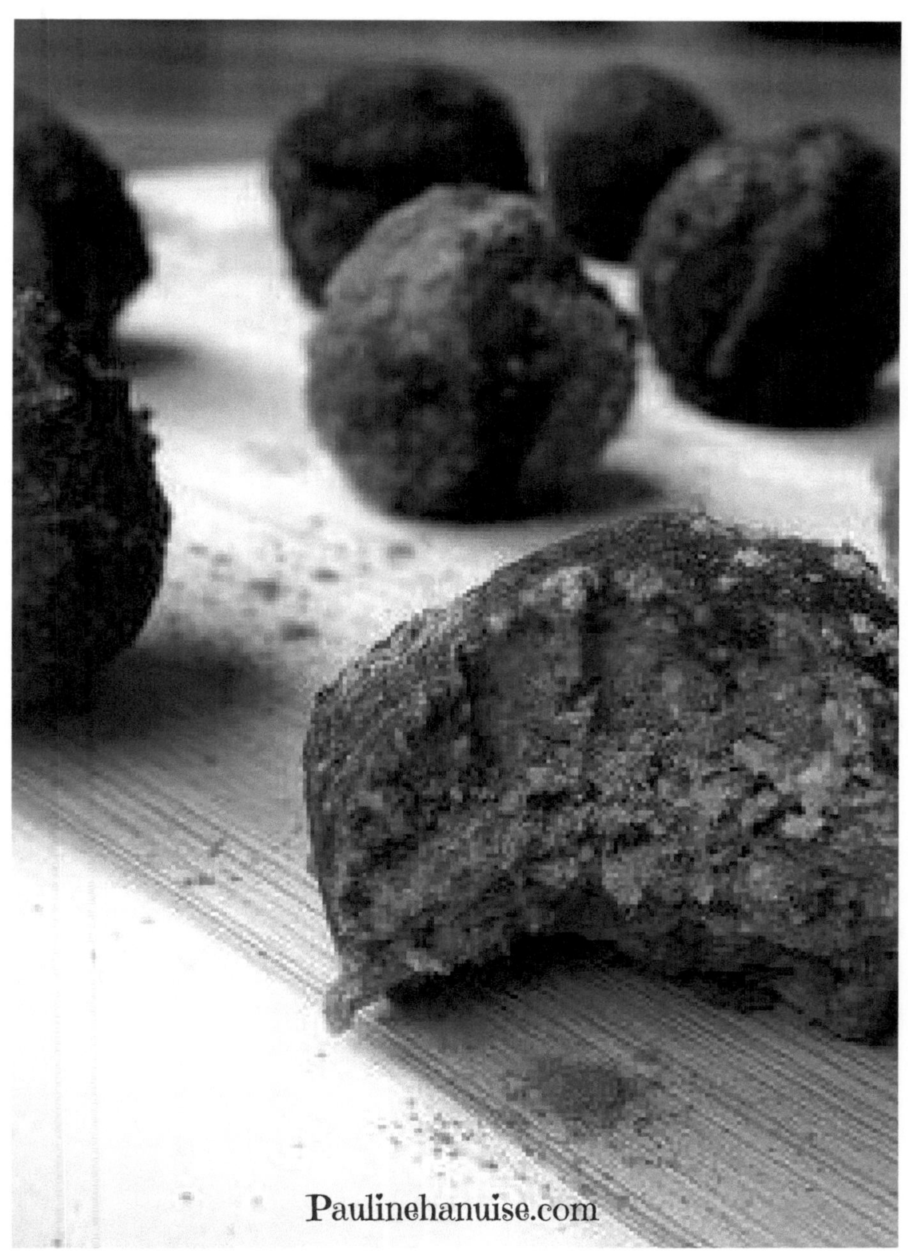
Paulinehanuise.com

TRUFFES AU NUTELLA

INGREDIENTS (12 TRUFFES)

1 tasse coco séchée

1 tasse poudre d'amande

1/2 cas poudre de maca

1/2 cas xylitol (ou édulcorant solide favori)

1/2 tasse huile de coco - fondue

1/4 tasse crème de coco

2 cas Naturella (voir recettes basiques) ou cacao

Cannelle

Vanille

Enrobage

1 tasse de sauce au chocolat magique (voir recettes basiques)

TRUFFES AU NUTELLA

DIRECTIONS

1. Mettez tous les ingrédients dans un grand bol ou plat et mélangez avec vos mains ou une cuillère jusqu'à obtention d'une texture légèrement collante.
2. Placez au congélateur pour durcir et préparez une grande tasse de sauce au chocolat magique (voir recette basiques) pour l'enrobage et mettez de coté.
3. Reprenez votre mixture du congélo et faites des boules de la taille souhaitée (sans mauvais jeu de mots ;-) avec la paume de vos mains.
4. Plongez-les dans votre sauce au chocolat magique et placez-les ensuite sur une assiette recouverte de papier de cuisson.
5. Placez au frigo pour quelques heures et finissez en parsemant de la cannelle et / ou du sucre de coco par dessus avant de servir.

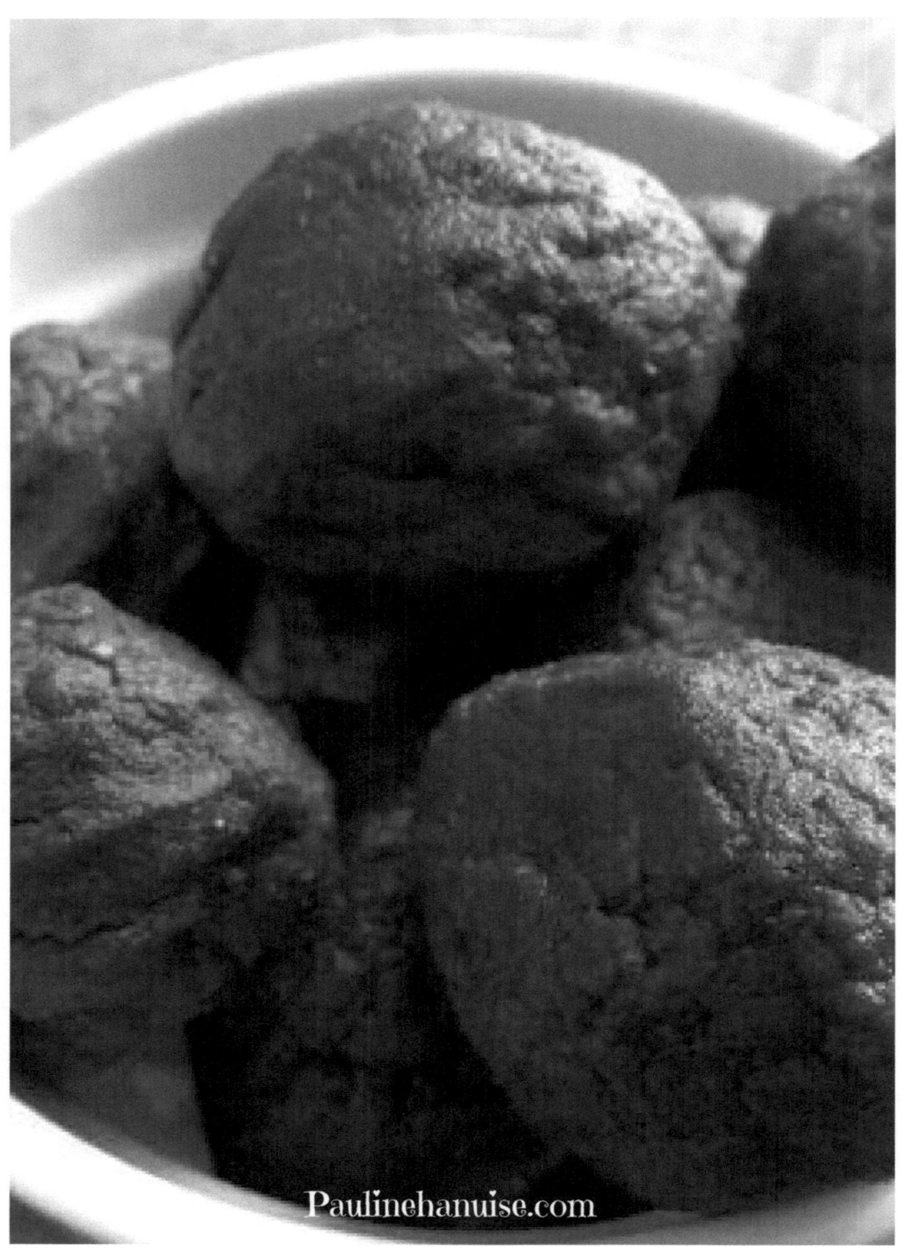
Paulinehanuise.com

TRUFFES AU CHOCOLAT & BEURRE DE CACAHUÈTES

INGREDIENTS (6-8 TRUFFES)

1/2 tasse dates - dénoyautées

1/4 tasse cacao

1/4 tasse noix crues

1/4 tasse pécans crues

1/4 tasse beurre de cacahuètes naturel et non-salé (ou beurre d'amandes)

1 pincée sel de mer

DIRECTIONS

1. Mixez tous les ingrédients avec votre mixeur ou robot de cuisine jusqu'à obtention d'une pâte légèrement collante.
2. Créez des balles avec la paume de vos mains et placez-les au frigo pour quelques heures.

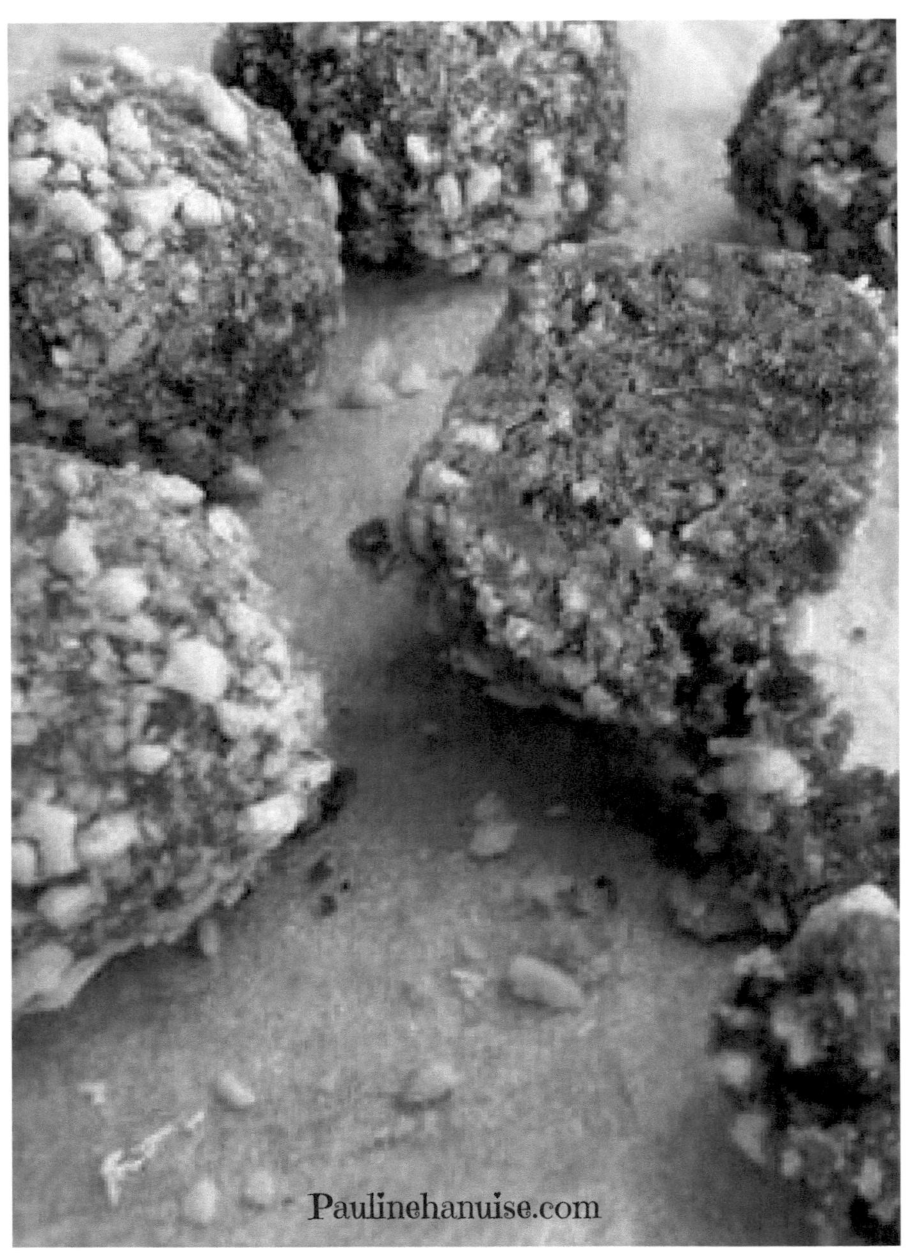
Paulinehanuise.com

TRUFFES AU BROWNIE AU CHOCOLAT

INGREDIENTS (10-12 TRUFFES)

1/2 tasse amandes crues

1/2 tasse pécans crues

1/2 tasse fèves de cacao

1/4 tasse cacao

1/2 tasse dates - dénoyautées

1/4 tasse huile de coco - fondue

1 pincée cannelle

1 pincée sel de mer

DIRECTIONS

1. Mixez tous les ingrédients avec votre mixeur ou robot de cuisine jusqu'à obtention d'une pâte légèrement collante.
2. Créez des balles avec la paume de vos mains et roulez-les dans des petits morceaux de noix. de la poudre de cacao ou du sucre de noix de coco.
3. Placez 1 heure au frigo.

Paulinehanuise.com

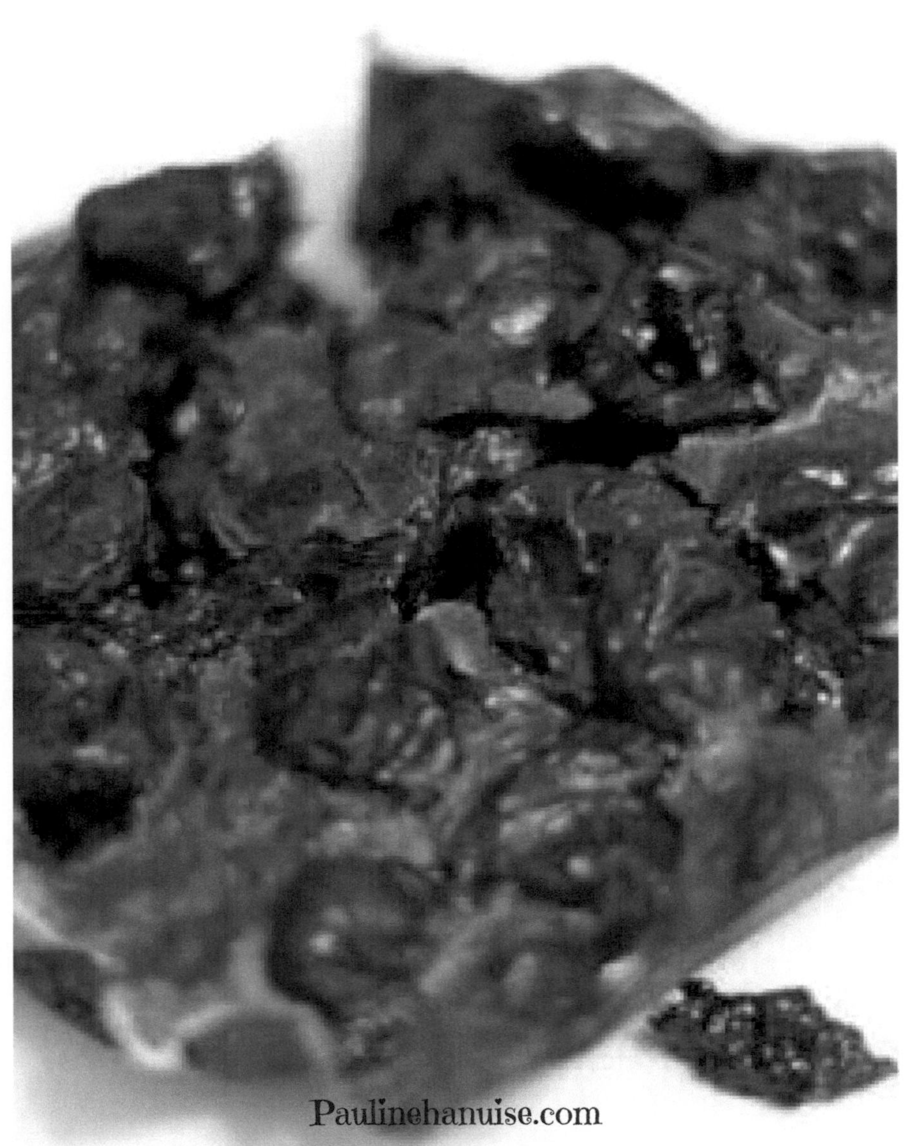
Paulinehanuise.com

FUDGE AUX CERISES ET CHOCOLAT

INGREDIENTS (1-2 PERS)

1/2 tasse cerises - dénoyautées fraiches ou dégelées

2 grosses cas huile de coco - fondue

1 cas coco séchée

1 cas graines de citrouille

2 cas cacao

1 cas sirop de riz (ou pâte de date, recettes basiques)

1 pincée de sel de mer et de cannelle (facultatif)

DIRECTIONS

1. Mélangez tous les ingrédients avec une cuillère de manière homogène.
2. Étalez la mixture dans un petit récipient recouvert de papier de cuisson.
3. Placez au frigo pour plus ou moins 2 heures.

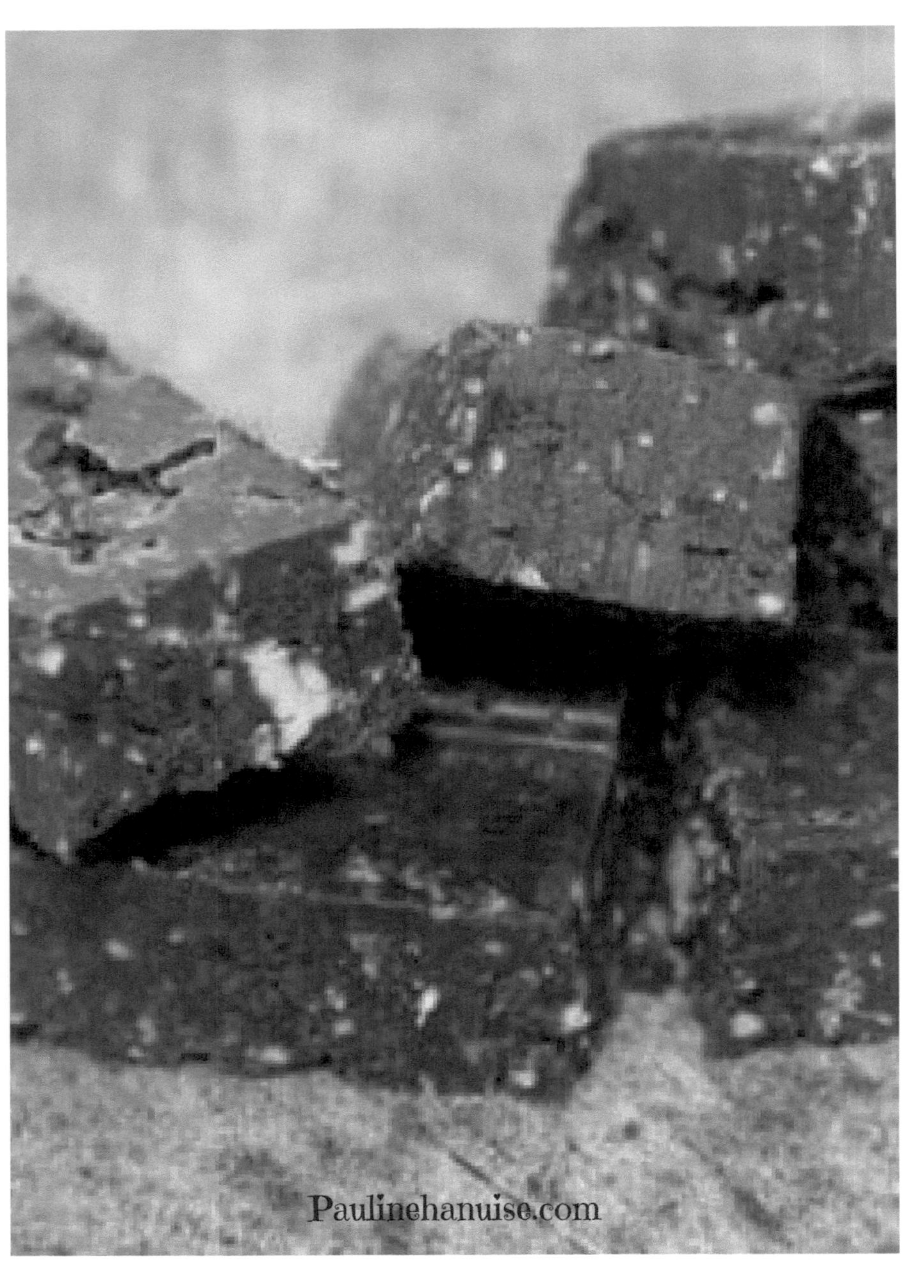
Paulinehanuise.com

FUDGE AU CHOCOLAT & BEURRE D'AMANDES

INGREDIENTS (12-14 PERS)

1 tasse huile de coco - fondue

1 tasse beurre d'amandes

1 & 1/2 tasses cacao

1 tasse pâte de date (voir recettes basiques)

2-3 pincées sel de mer

DIRECTIONS

1. Mixez tous les ingrédients - sauf beurre d'amandes - avec votre mixeur ou robot de cuisine jusqu'à obtention d'une pâte homogène.
2. Ajoutez le beurre d'amande et mélangez grossièrement avec une cuillère.
3. Étalez la mixture dans un petit récipient recouvert de papier de cuisson.
4. Placez au frigo pour plus ou moins 2 heures.

Paulinehanuise.com

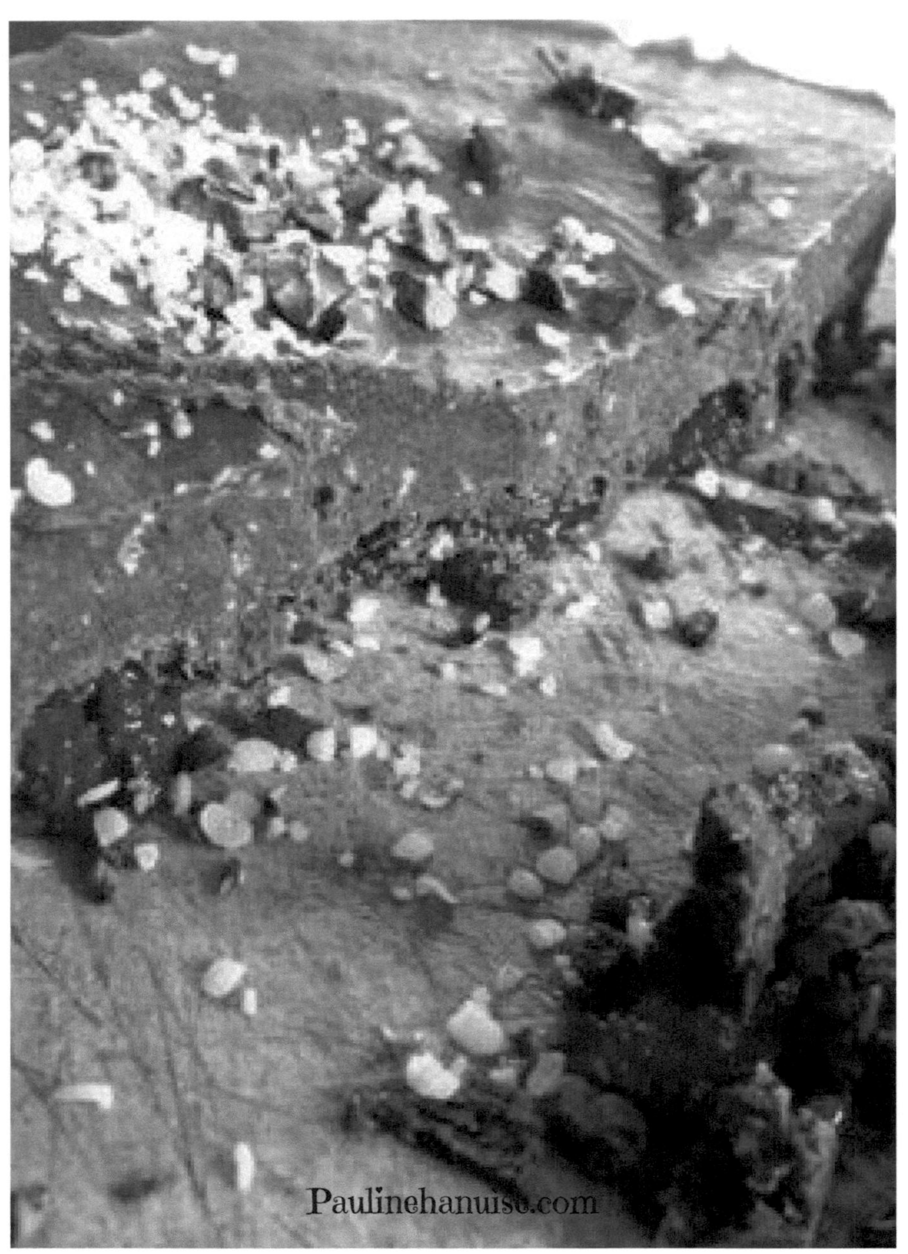
Paulinehanuise.com

FUDGE AUX FRAMBOISES & CHOCOLAT NOIR

INGREDIENTS (4 PERS)

1 tasse framboises fraiches ou dégelées

1/2 tasse huile de coco - fondue

3/4 tasse cacao

1/2 tasse pâte de date (voir recettes basiques)

1 pincée cannelle

1 pincée sel de mer

DIRECTIONS

1. Mélangez tous les ingrédients avec une cuillère de manière homogène.
2. Étalez la mixture dans un petit récipient recouvert de papier de cuisson.
3. Placez au frigo pour plus ou moins 2 heures.

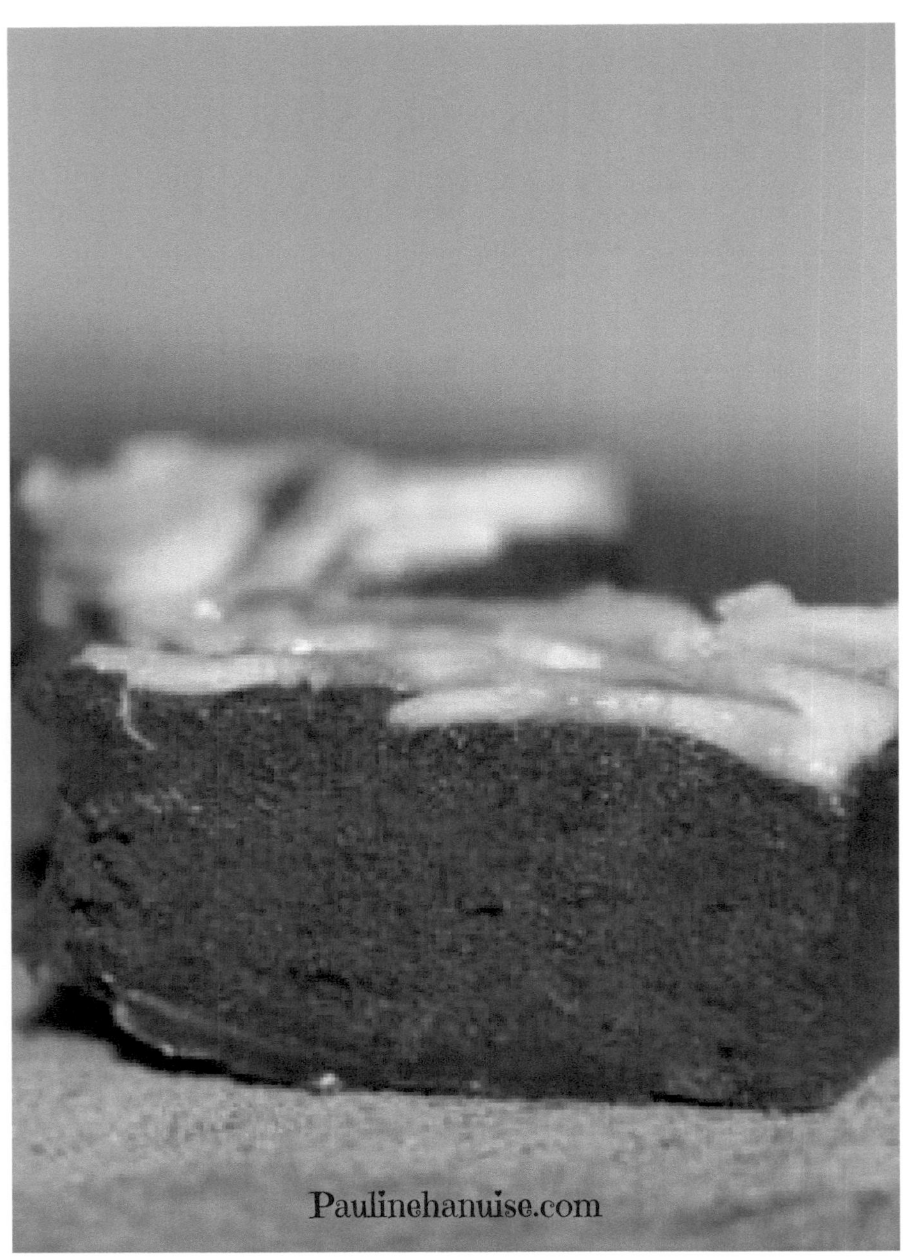
Paulinehanuise.com

FUDGE À LA BANANE & CHOCOLAT

INGREDIENTS (4 PERS)

1/2 tasse huile de coco - fondue

1/2 tasse pâte de date (voir recettes basiques)

1 tasse cacao

1 banane bien mûre

DIRECTIONS

1. Mixez tous les ingrédients avec votre mixeur ou robot de cuisine jusqu'à obtention d'une pâte homogène.
2. Étalez la mixture dans un petit récipient recouvert de papier de cuisson.
4. Placez au frigo pour plus ou moins 2 heures et garnissez avec une fine couche de banane.

Paulinehanuise.com

Gâteaux & Fondants

Cheesecake à la coco & au citron vert

Cheesecake aux 2 chocolats

Cheesecake superposé coconut & chocolat

Fondant au chocolat

Gateau à la crème de chocolat

Paulinehanuise.com

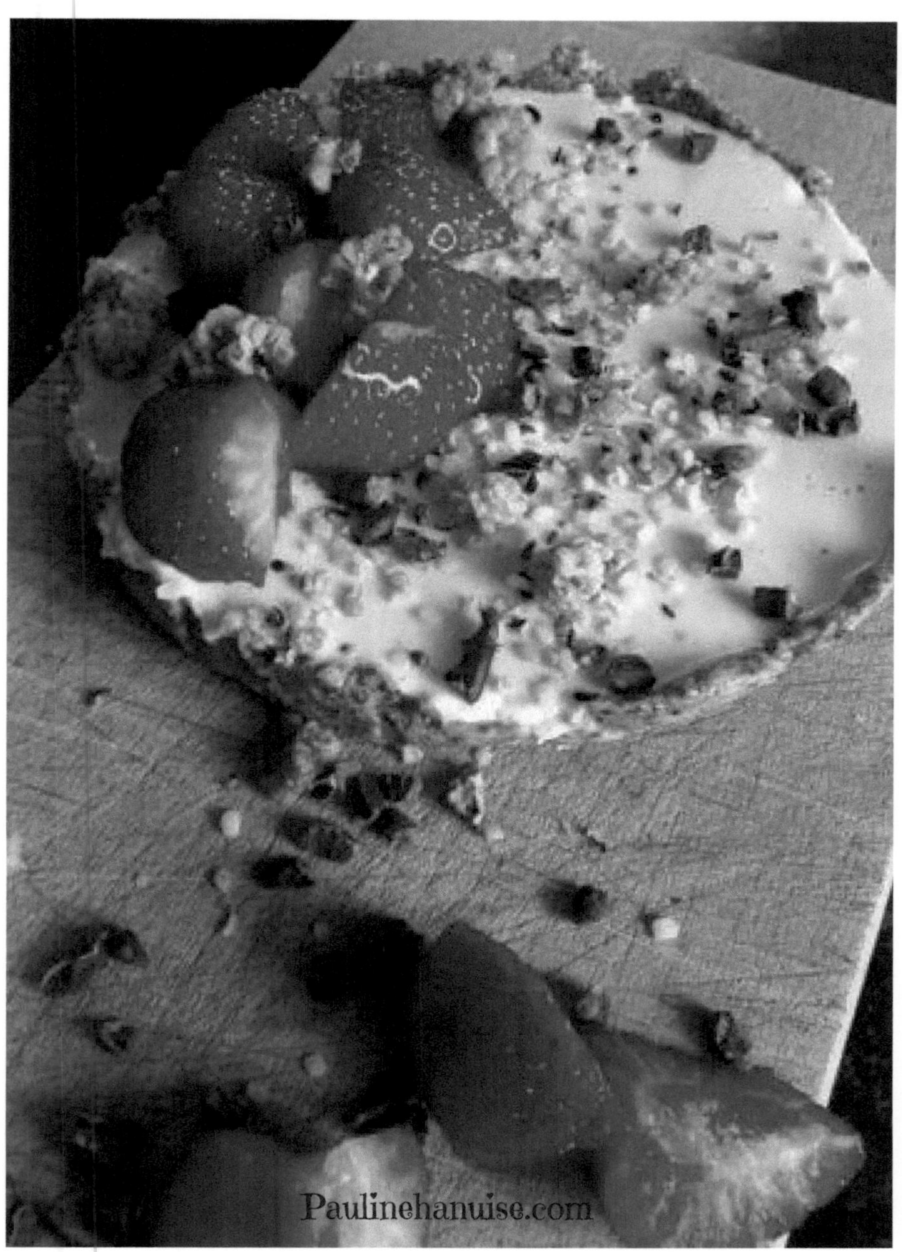
Paulinehanuise.com

CHEESECAKE À LA COCO & AU CITRON VERT

INGREDIENTS (4 PERS)

Croute

2 tasses mélange de noix crues

1/2 tasses dates ou fruits secs (ici cranberries)

1 pincée sel de mer

Farce

Jus d'1 citron vert

1 tasse lait de coco

1 petite banane bien mûre

1/2 tasse huile de coco - fondue

1 à 2 cas sirop de riz (ou édulcorant liquide favori)

1 pincée cannelle

1 pincée sel de mer

Garnitures (facultatif)

Fraises, mûres séchées, nibs de cacao & graines de chanvre.

Paulinehanuise.com

CHEESECAKE À LA COCO & AU CITRON VERT

DIRECTIONS

Croute

1. Mixer tous les ingrédients à l'aide de votre mixeur.
2. Étalez et pressez la mixture de manière homogène dans un petit moule couvert de papier de cuisson.
3. Placez au frigo et préparez votre farce.

Farce

1. Placez tous les ingrédients dans votre robot ou mixeur et mixer jusqu'à obtention d'une texture crémeuse.
2. Étalez la farce au dessus de votre croute et placez le tout au frigo pour au moins 2 heures.
3. Garnissez avec ce que vous souhaitez & de sauce au chocolat magique (voir recettes basiques).

NOTE: ok, il n'y a pas de cacao dans celui-ci mais il est délicieux avec de la sauce magique au chocolat au dessus. Testez et voyez par vous même ;-)

Paulinehanuise.com

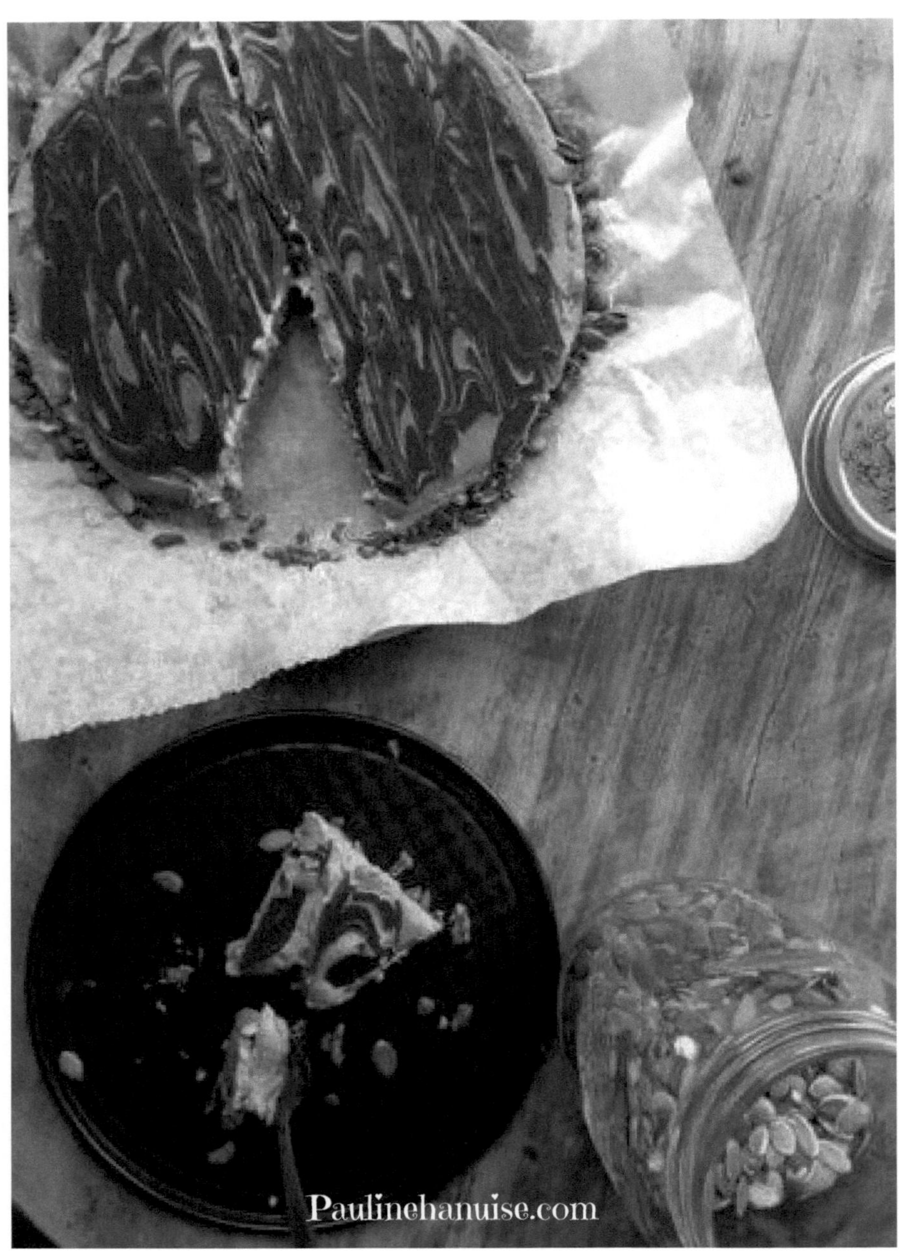
Paulinehanuise.com

CHEESECAKE AUX 2 CHOCOLATS

INGREDIENTS (6-8 PERS)

Croute

4 tasses mélange de noix crues

2 grosses cas huile de coco - fondue

3 dates - dénoyautées

Farce

2 tasses crème de cajou épaisse (voir recettes basiques)

1 tasse huile de coco - fondue

+- 1/2 tasse xylitol (ou 1 banane & 1/2)

3/4 tasse cacao

1-2 pincées sel de mer & cannelle

Garniture

1/2 tasse sauce au chocolat magique (voir recettes basiques)

Paulinehanuise.com

CHEESECAKE AUX 2 CHOCOLATS

DIRECTIONS

Croute

1. Mixer tous les ingrédients à l'aide de votre mixeur.
2. Étalez et pressez la mixture de manière homogène dans un petit moule couvert de papier de cuisson.
3. Placez au frigo et préparez votre farce.

Farce

1. Placez tous les ingrédients dans votre robot ou mixeur et mixer jusqu'à obtention d'une texture crémeuse.
2. Étalez la farce au dessus de votre croute et placez le tout au frigo.

Garniture

1. Préparez 1/2 tasse de sauce au chocolat magique (voir recettes basiques) et étalez la au dessus de votre farce avec une cuillère. Créez des mouvements avec une fourchette et placez au frigo pour quelques heures.

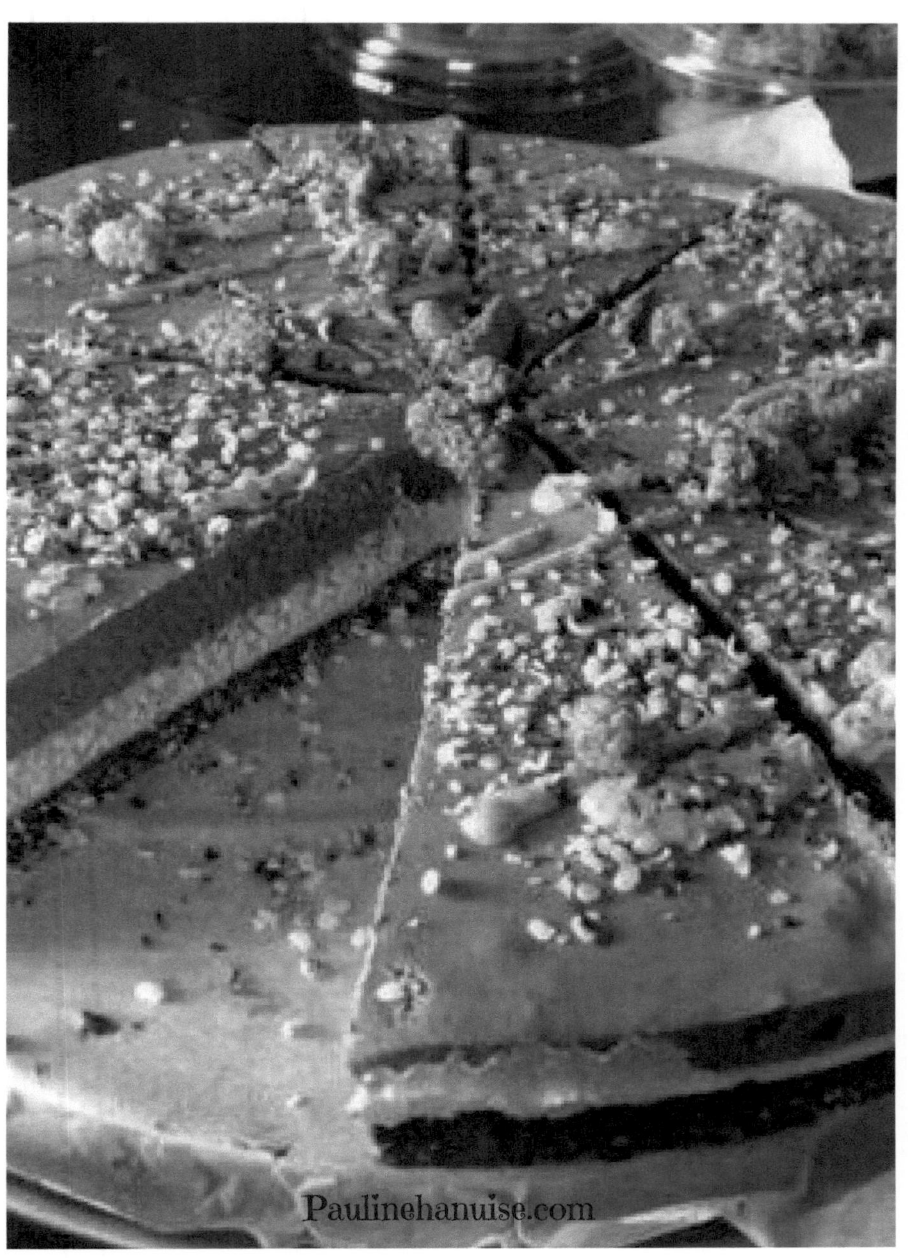
Paulinehanuise.com

CHEESECAKE SUPERPOSÉ COCONUT & CHOCOLAT

INGREDIENTS (2-4 PERS)

Croute

5-6 tasses mélange de noix crues

2 cas cacao

2 cac cannelle

1 cac sel de mer

1 tasse huile de coconut - fondue

Farce

6 tasses crème de coco

3 tasses huile de coco - fondue

3 bananes

1/2 à 1 tasse xylitol (ou édulcorant favori)

2 à 3 cac cannelle

1 cac sel de mer

1 tasse cacao pour la couche au chocolat

Sauce au caramel salé (voir recettes basiques), graines de chanvre & mûres séchées pour la déco

Paulinehanuise.com

CHEESECAKE SUPERPOSÉ COCONUT & CHOCOLAT

DIRECTIONS

Croute

1. Mixer tous les ingrédients à l'aide de votre mixeur.
2. Étalez et pressez la mixture de manière homogène dans un petit moule couvert de papier de cuisson.
3. Placez au frigo et préparez votre farce.

Farce

1. Placez tous les ingrédients (sauf le cacao) dans votre mixeur et mixer jusqu'à obtention d'une texture crémeuse.
2. Étalez la moitié de la mixture au dessus de votre croute et placez au frigo.
3. Ajoutez le cacao à votre mixeur pour préparer la couche au chocolat et mixer.
4. Versez la au dessus de votre première couche.
5. Placez au frigo jusqu'à ferme (au moins 2 à 3 heures).

Paulinehanuise.com

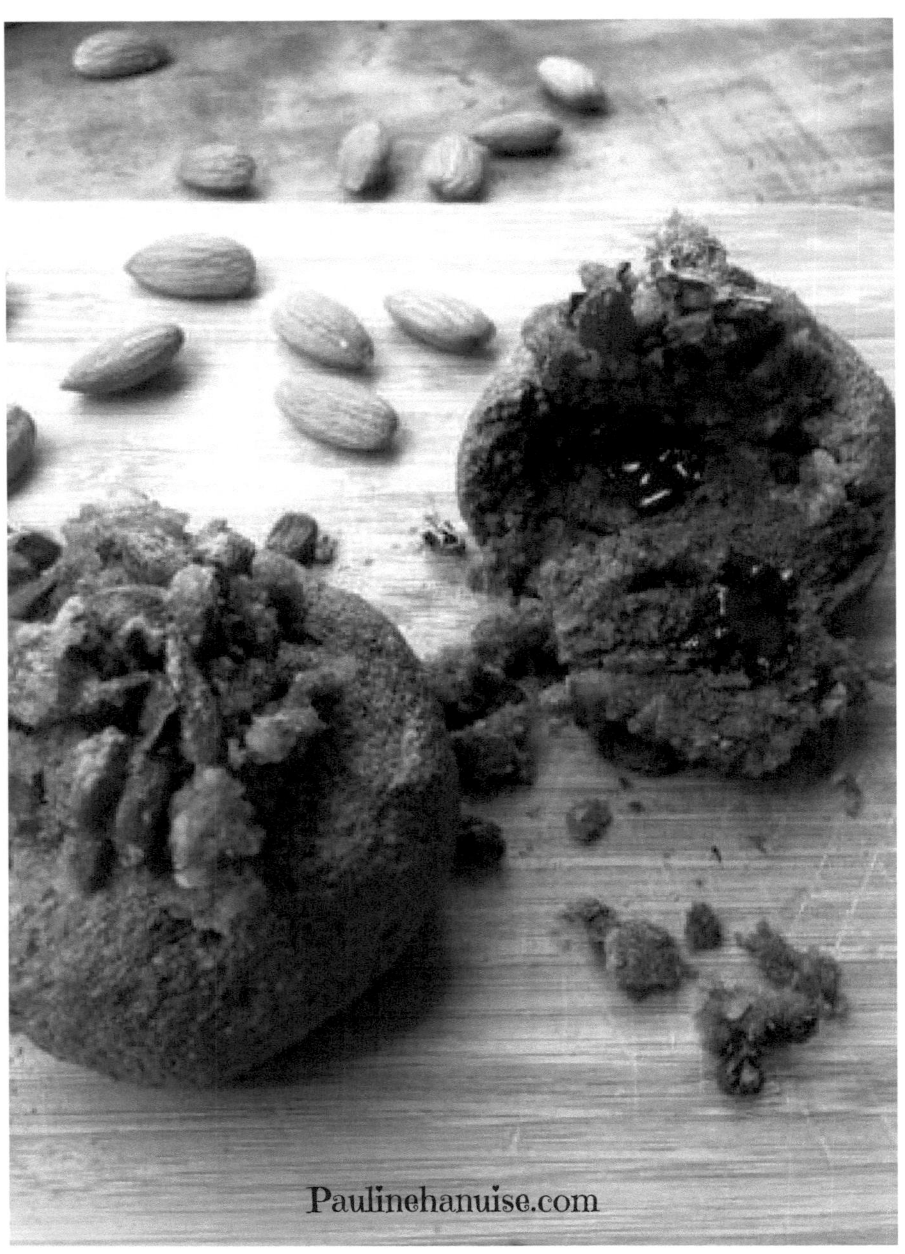
Paulinehanuise.com

FONDANT AU CHOCOLAT

INGREDIENTS (2 PIECES)

1 tasse de poudre d'amandes (ou d'amandes crues)
1/4 tasse coco séchée (ou en flocons)
1 cas cacao
2 cas huile de coco - fondue
1/2 banane bien mûre (1 entière si vous êtes sucré)
Cannelle
1 pincée sel de mer

Centres
2 carrés de chocolat noir (ou de votre propre chocolat voir recettes basiques)

NOTE: vous pouvez aussi utiliser du caramel salé (voir recettes basiques) pour faire vos centres ou mixer les deux chocolat & caramel.

FONDANT AU CHOCOLAT

DIRECTIONS

1. Placez les amandes et la coco séchée dans votre robot ou mixeur et mixer jusqu'à obtention d'une sorte de poudre-farine.
2. Ajoutez tous les autres ingrédients sauf les centres (carrés de chocolat) et continuez a mixer. Vous devriez obtenir un pâte épaisse.
3. Diviser la pâte en deux et créez deux boules. Placez-les sur un morceau de papier de cuisson.
4. Coupez les carrés de chocolat en petits morceaux et insérez-les au milieu de chaque fondant (boule de pâte) et fermez les trous avec un peu de pâte.
5. Déshydratez juste assez pour assécher l'extérieur des fondants et faire fondre les centres.
6. Ou placez les fondants au four pendant +- 15 min à 180 degrés.
7. Décorez comme souhaité. Ici, j'ai des baies de goji, nibs de cacao et de la cannelle.

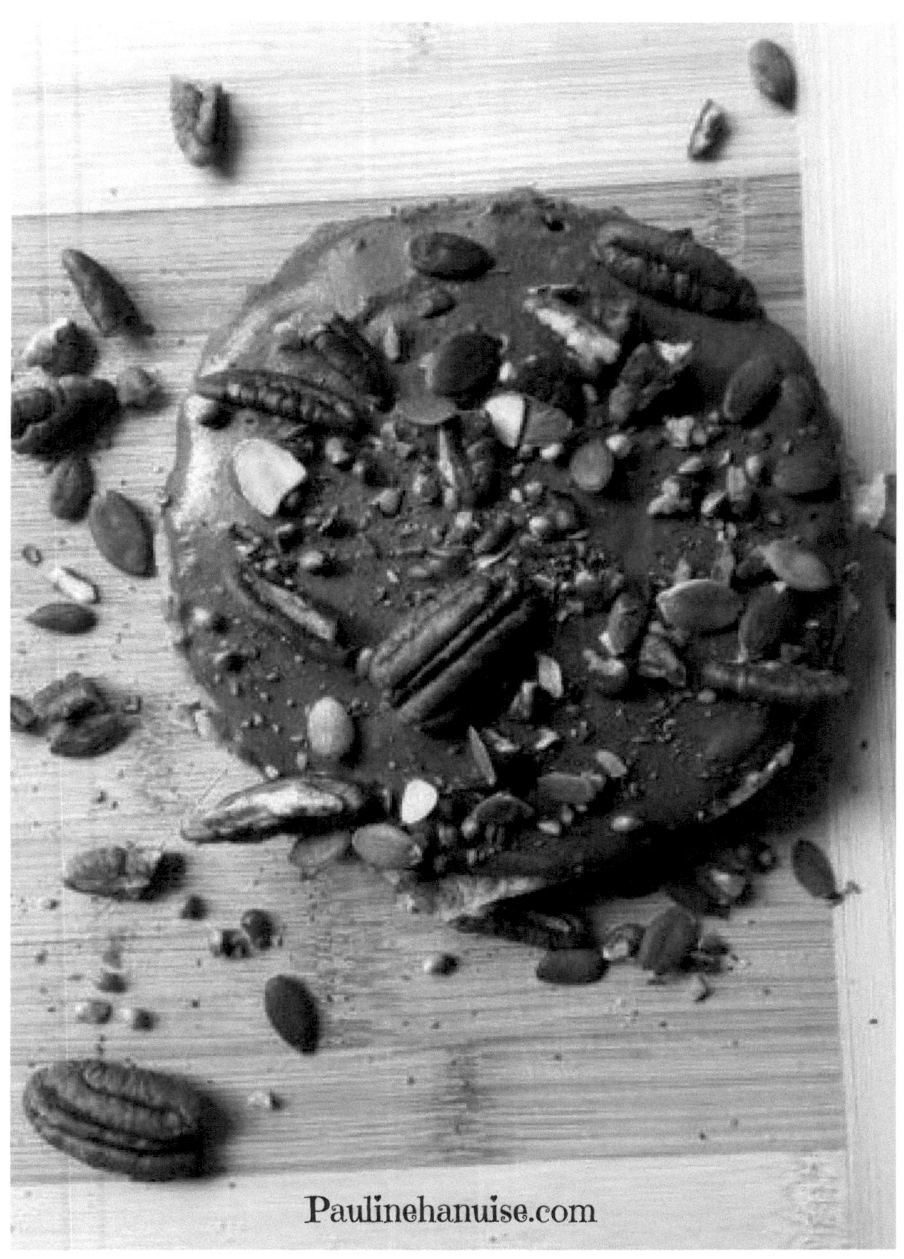
Paulinehanuise.com

GATEAU À LA CRÈME DE CHOCOLAT

INGREDIENTS (2-4 PERS)

Croute

1 tasse mélange de noix crues

1 pincée cannelle

1 pincée sel de mer

1 grosse cas huile de coconut - fondue

Filling

1 banane

1/2 tasse lait de coco

1/4 tasse huile de coco - fondue

1 cas sirop de riz (ou édulcorant favori)

1 pincée cannelle

1 pincée sel de mer

GATEAU À LA CRÈME DE CHOCOLAT

DIRECTIONS

Croute

1. Mixer tous les ingrédients à l'aide de votre mixeur.
2. Étalez et pressez la mixture de manière homogène dans un petit moule couvert de papier de cuisson.
3. Placez au frigo et préparez votre farce.

Farce

1. Placez tous les ingrédients dans votre mixeur et mixer jusqu'à obtention d'une texture crémeuse & homogène.
2. Versez le tout au dessus de votre croute.
5. Placez au au frigo pendant au moins 2 heures avant de servir.

Crèmes Glacées

Glace au chocolat & noix de coco

Glace au chocolat

Glace praliné

Glace au chocolat & beurre d'amande

Sorbets au chocolat & noix de coco

Paulinehanuise.com

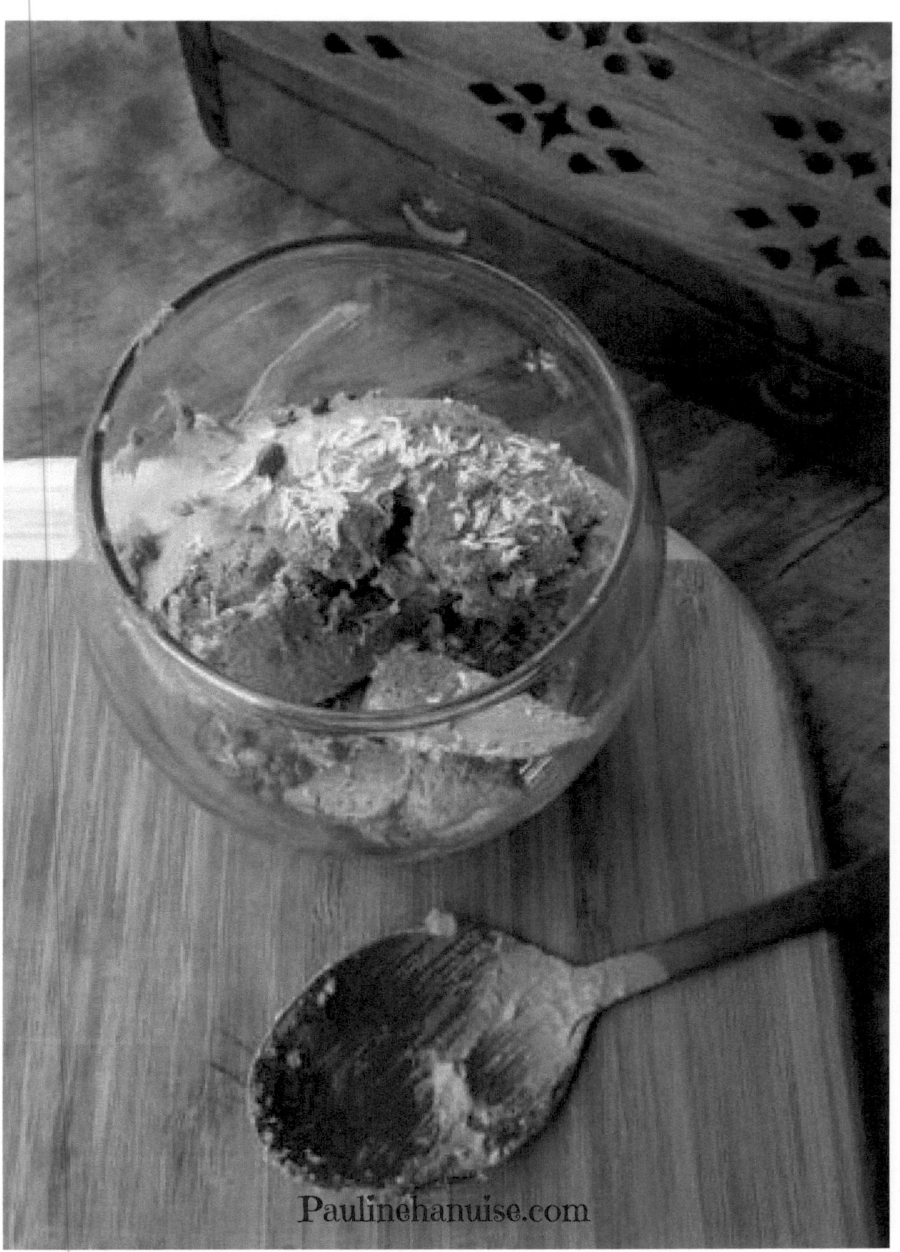
Paulinehanuise.com

GLACE AU CHOCOLAT & NOIX DE COCO

INGREDIENTS (2-4 PERS)

2 tasses crème de coco

1/2 à 1 tasse cacao

1 tasse pâte de dates (ou édulcorant favori)

1/2 à 1 tasse lait d'amande (ou alternative préférée)

1 cac cannelle

DIRECTIONS

1. Mixer tous les ingrédients à l'aide de votre mixeur pendant quelques minutes.
2. Versez votre mixture dans un récipient et mettez au congélateur pour la nuit.
3. Servez avec ce que vous aimez. Ici j'ai de la cannelle, graines de chanvres et de la coco séchée.

Paulinehanuise.com

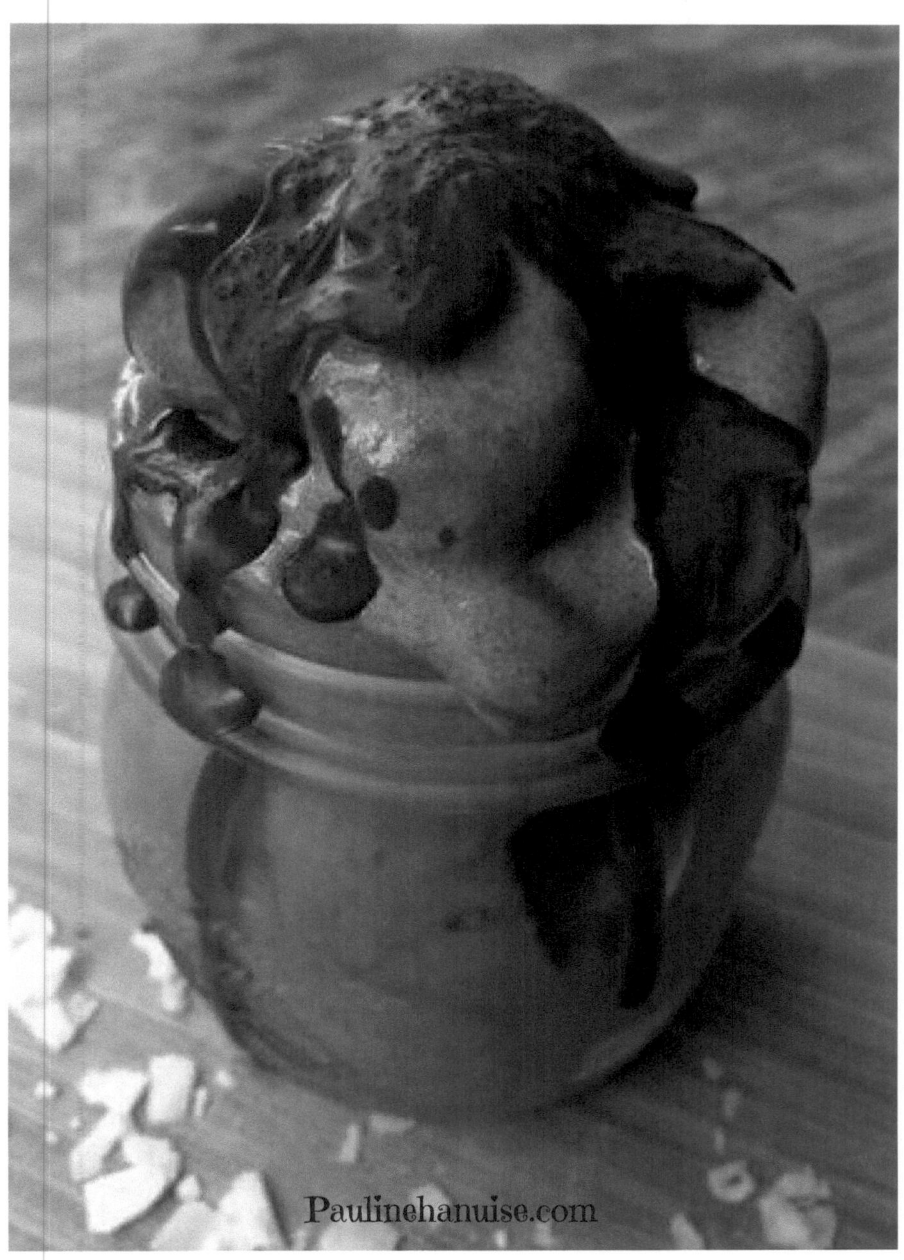
Paulinehanuise.com

GLACE AU CHOCOLAT

INGREDIENTS (1-2 PERS)

2 bananes - coupées en morceaux et congelées
1 grosse cas cacao (ou plus)
1 splash lait d'amande (ou option favorite)
1 pincée cannelle (facultatif)

Garnitures (facultatif)
Sauce au chocolat magique (voir recettes basiques)

DIRECTIONS

1. Mixer tous les ingrédients à l'aide de votre mixeur ou robot pendant quelques minutes. Commencez avec un tout petit peu de lait et ajoutez en plus si c'est trop solide. Moins il y a de lait, plus la texture sera crémeuse et épaisse.
2. Servez avec de la sauce au chocolat magique.

Paulinehanuise.com

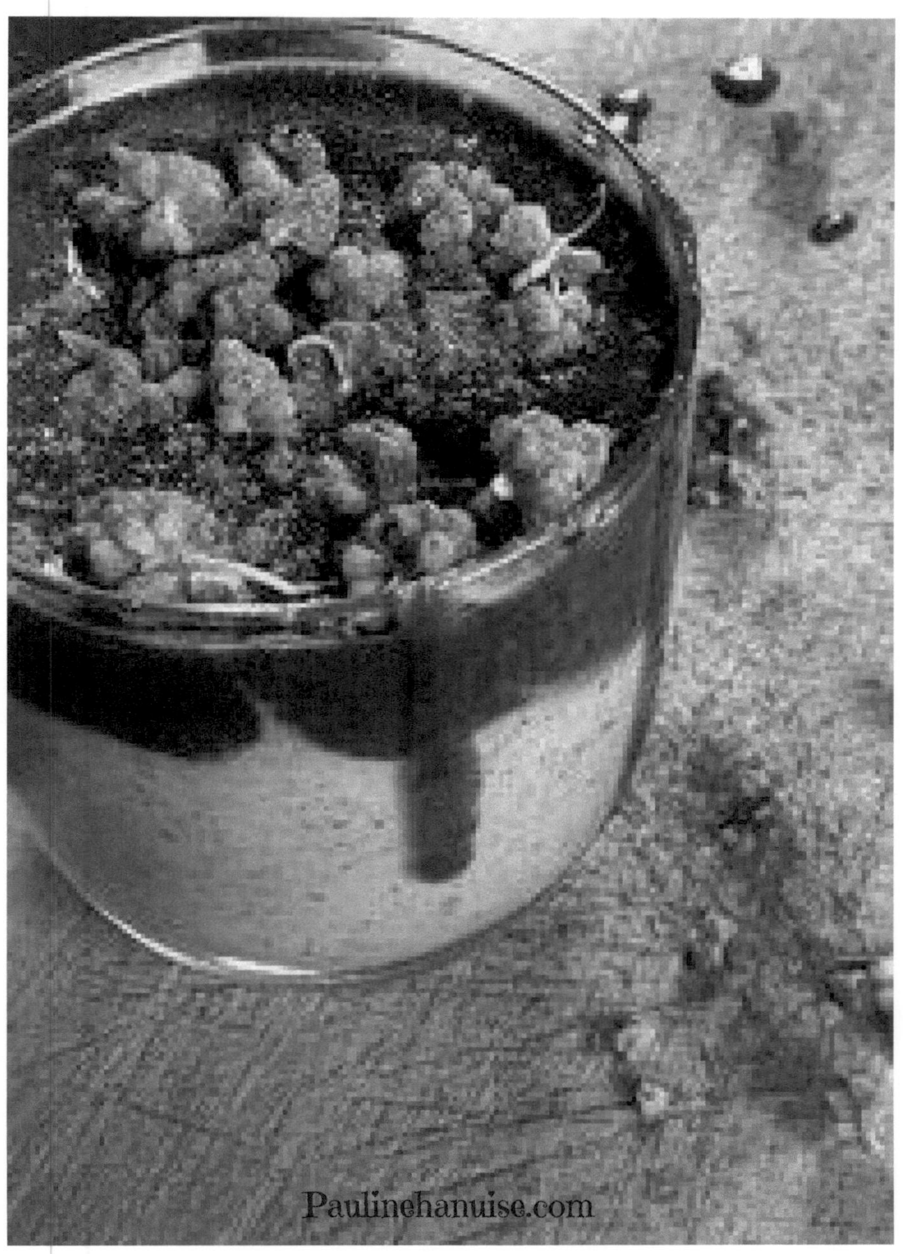
Paulinehanuise.com

GLACE PRALINÉ

INGREDIENTS (1-2 PERS)

1.5 bananes - coupées en morceaux et congelées
1 poignée noix de pécans
1 splash lait d'amande (ou option favorite)
1 pincée cannelle

Garnitures (facultatif)
Sauce au chocolat super simple (voir recettes basiques)
Mûres séchées & cannelle

DIRECTIONS

1. Mixer tous les ingrédients (sauf garnitures) à l'aide de votre mixeur ou robot pendant quelques minutes. Commencez avec un tout petit peu de lait et ajoutez en plus si c'est trop solide. Moins il y a de lait, plus la texture sera crémeuse et épaisse.
2. Servez avec la sauce au chocolat super simple.

Paulinehanuise.com

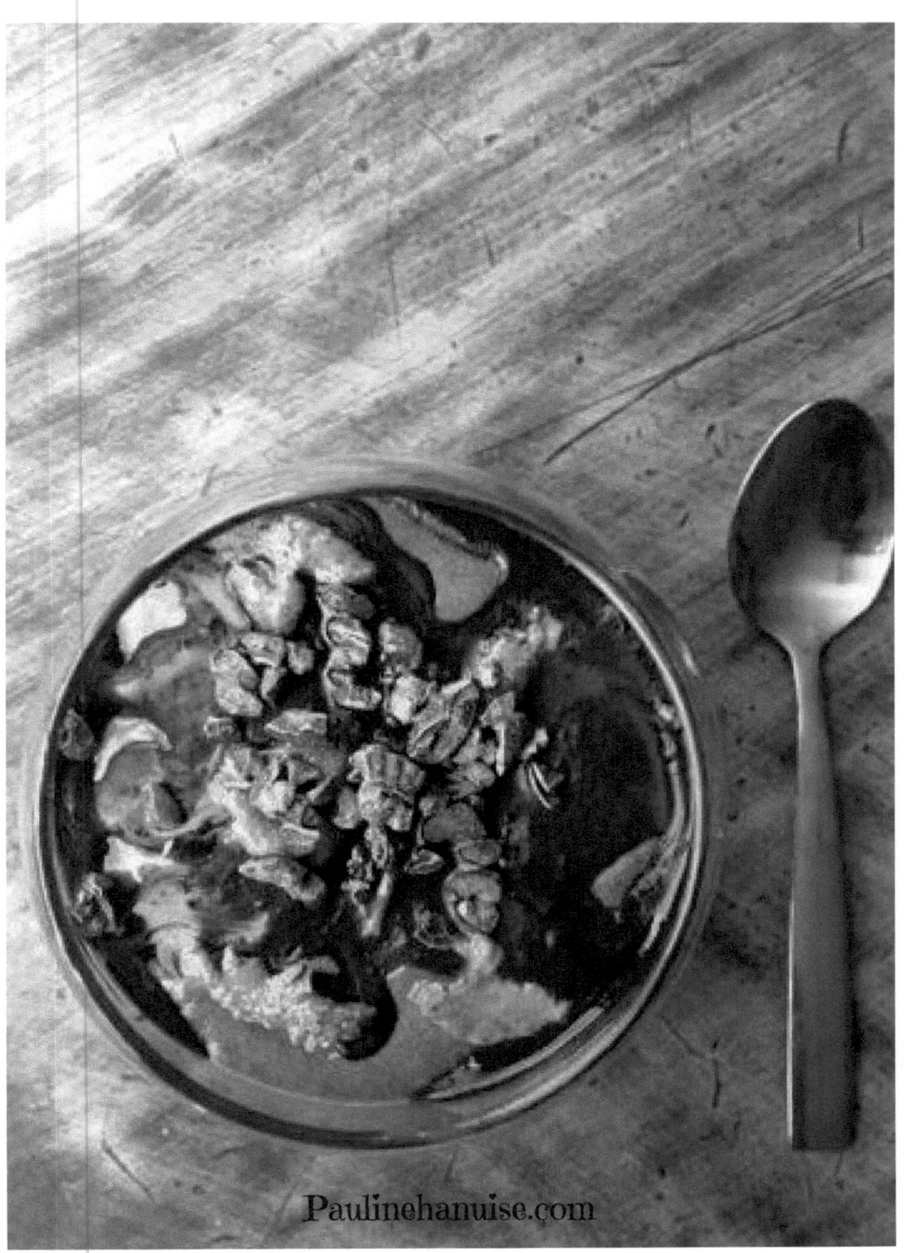
Paulinehanuise.com

GLACE AU CHOCOLAT & BEURRE D'AMANDE

INGREDIENTS (1-2 PERS)

2 bananes - coupées en morceaux et congelées
1 grosse cas cacao (ou plus)
1 splash lait d'amande (ou option favorite)
1 grosse cas beurre d'amandes (ou de cacahuètes)
1 pincée cannelle (facultatif)

Garnitures (facultatif)
Sauce au chocolat magique (voir recettes basiques)
Beurre d'amandes et nibs de cacao

DIRECTIONS

1. Mixer tous les ingrédients (sauf garnitures) à l'aide de votre mixeur ou robot pendant quelques minutes. Commencez avec un tout petit peu de lait et ajoutez en plus si c'est trop solide. Moins il y a de lait, plus la texture sera crémeuse et épaisse.
2. Servez avec de la sauce au chocolat magique, beurre d'amandes et nibs.

Paulinehanuise.com

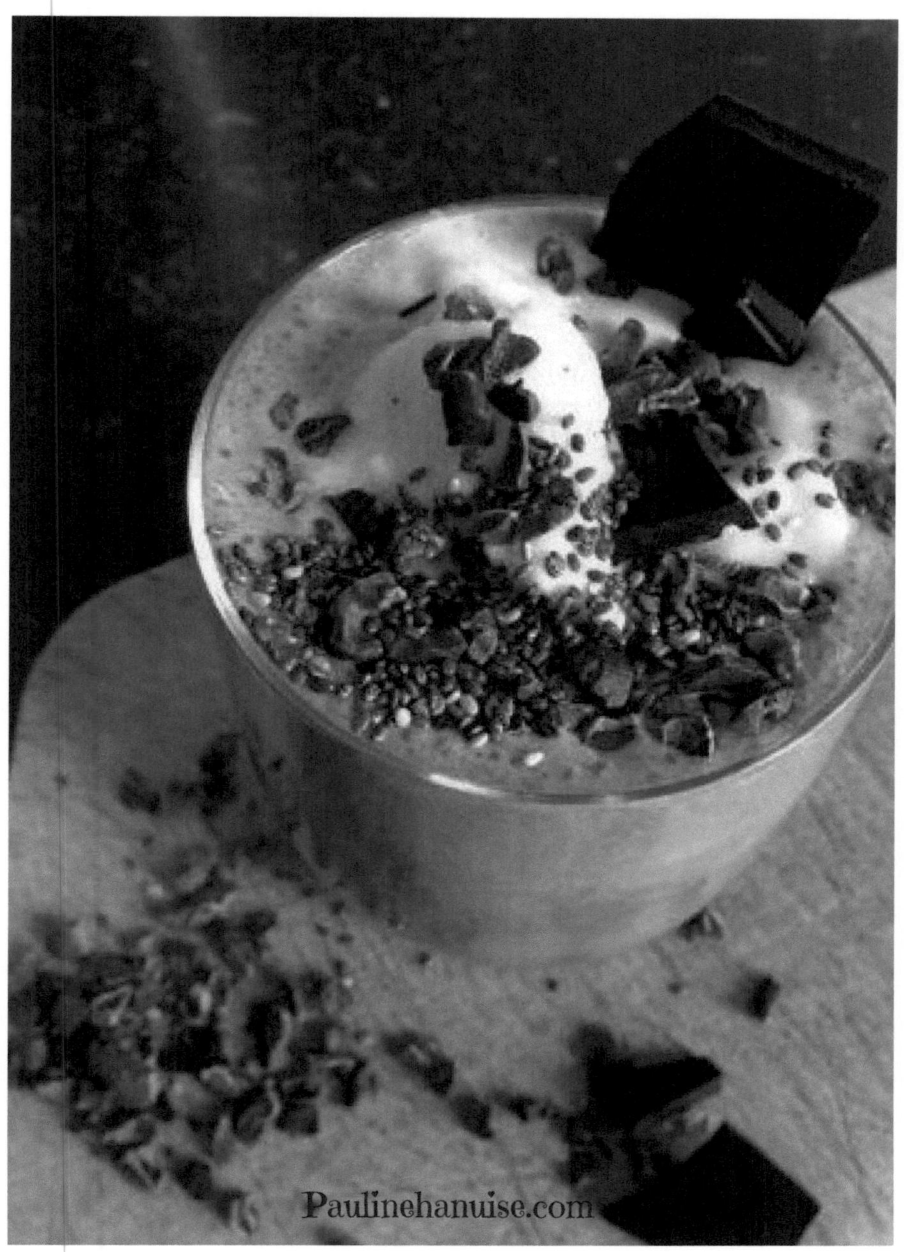
Paulinehanuise.com

SORBETS AU CHOCOLAT & NOIX DE COCO

INGREDIENTS (1-2 PERS)

Sorbet noix de coco

2 tasses chair de jeunes noix de coco - gelée

+- 1/4 tasse eau de coco

Pour le goût chocolat, ajoutez

1/2 banane congelée

1 cas cacao

DIRECTIONS

1. Mixez tous les ingrédients pour le sorbet a la coco dans votre mixeur ou robot jusqu'à obtention d'un mélange homogène et mettez la moitié de coté.
2. Ajoutez les ingrédients pour le goût chocolat dans votre mixeur et mixez.
3. Servez les deux goûts ensemble et finissez avec les garnitures de votre choix.

Paulinehanuise.com

Petit-Dèj Au Chocolat

Oui, du chocolat au petit-dèj

Porridge crémeux au quinoa, cerises & pépites de chocolat

Bombe au chocolat

Pudding de chia & quinoa

Parfait au chocolat & tahini

Les 'Zoats' de Breakfast Criminals

Paulinehanuise.com

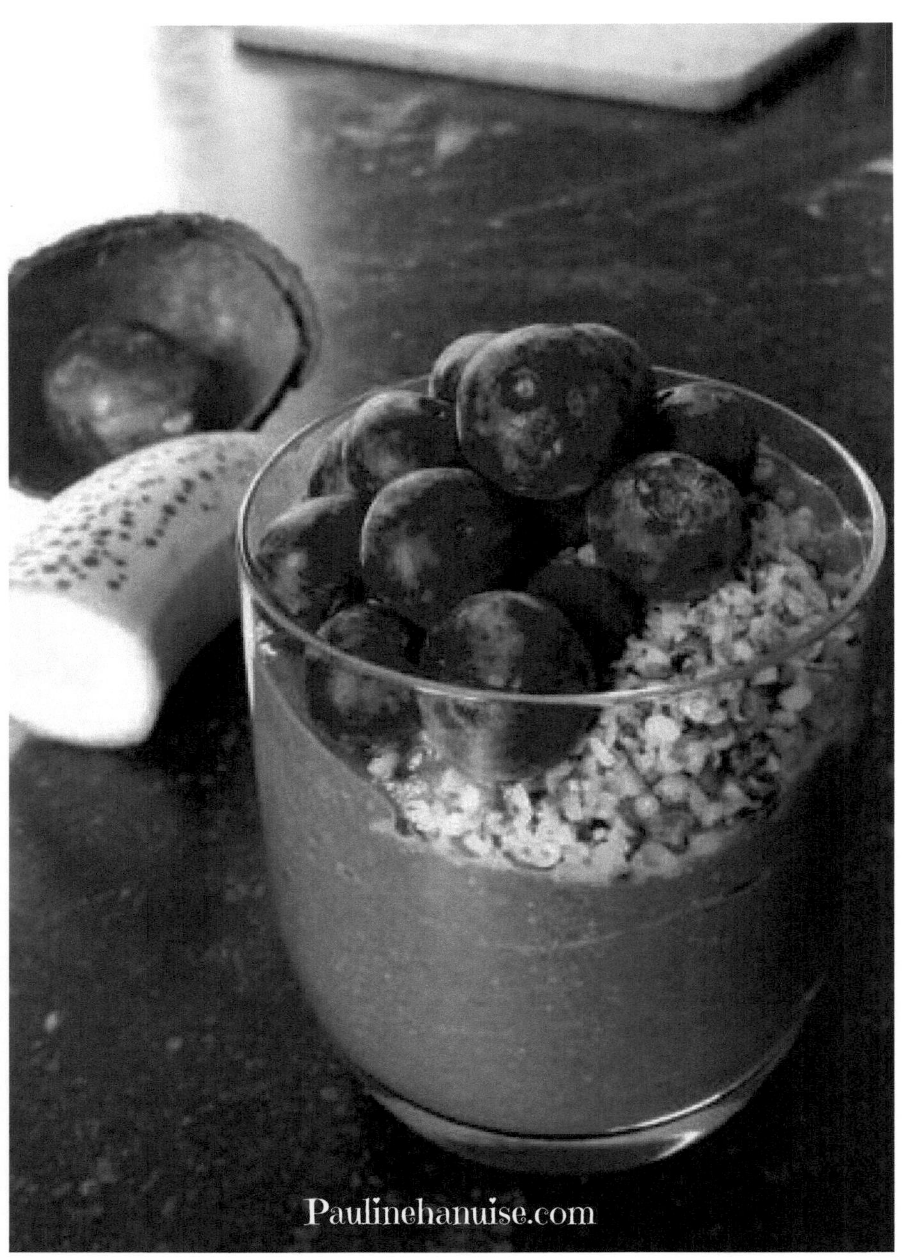
Paulinehanuise.com

OUI, DU CHOCOLAT AU PETIT-DÈJ

INGREDIENTS (1 PERS)

1/2 avocat

1/2 banane

1 cas cacao

+- 1/4 tasse lait d'amande (ou option favorite)

1 cas poudre de maca

Garnitures (facultatif)

Myrtilles fraiches & graines de chanvre

DIRECTIONS

1. Mixer tous les ingrédients (sauf garnitures) à l'aide de votre mixeur ou robot jusqu'à obtention du texture crémeuse.
2. Ajoutez plus de lait pour obtenir quelque chose de plus liquide.
3. Servez avec ce que vous aimez.

Paulinehanuise.com

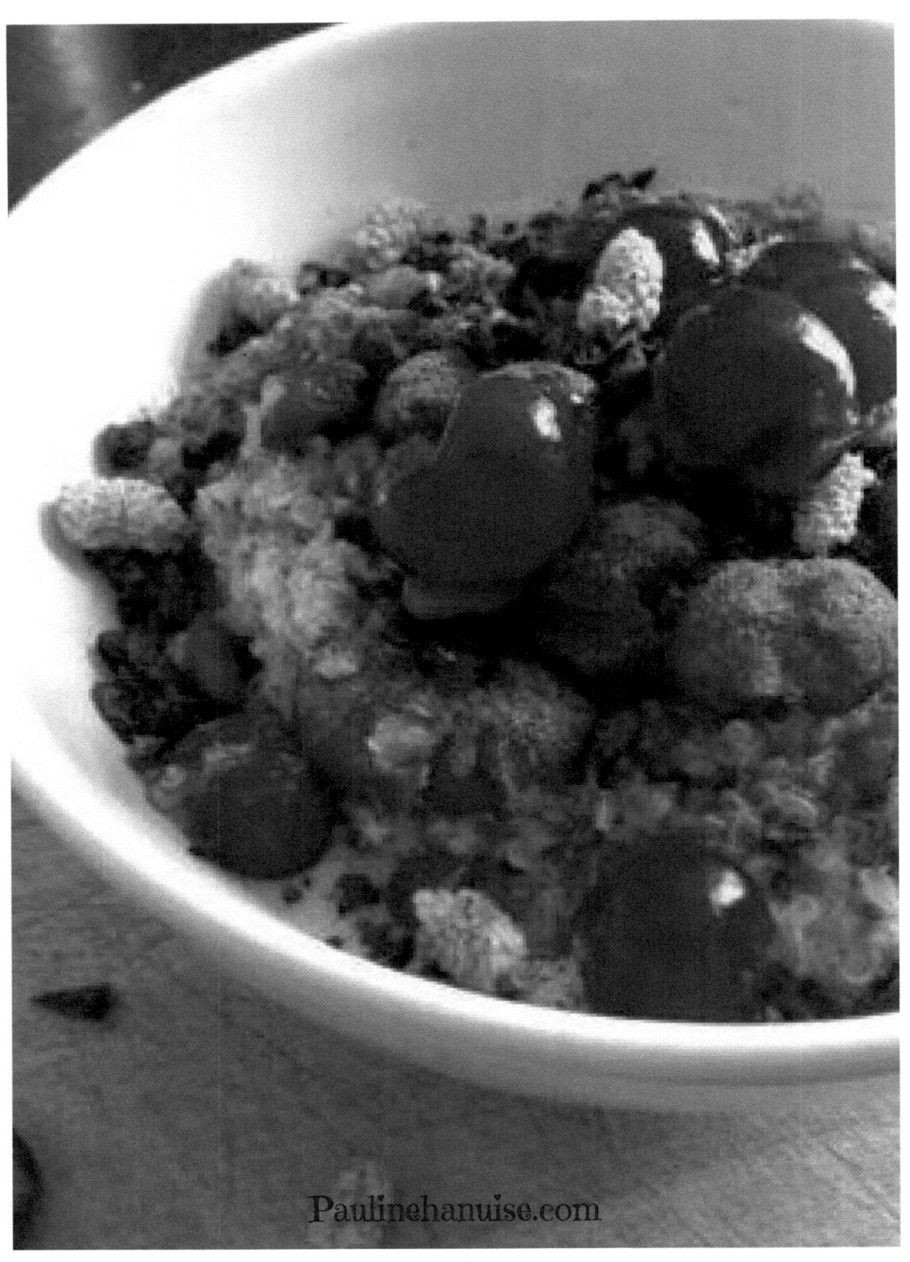
Paulinehanuise.com

PORRIDGE AU QUINOA, CERISES & PÉPITES DE CHOCOLAT

INGREDIENTS (1 PERS)

2 tasses quinoa blanc - cuit

1 cac cacao

1 tasse lait de coco

1 tasse cerises - dénoyautées

Cannelle

Garnitures

Mûres sèches, nibs, cerises & cannelle

DIRECTIONS

1. Chauffez votre quinoa et lait de coco à basse température et mélangez bien.
2. Retirez du feu et ajoutez les cerises et le cacao. Mélangez bien.
3. Servez dans un grand bol et ajoutez vos garnitures.

Paulinehanuise.com

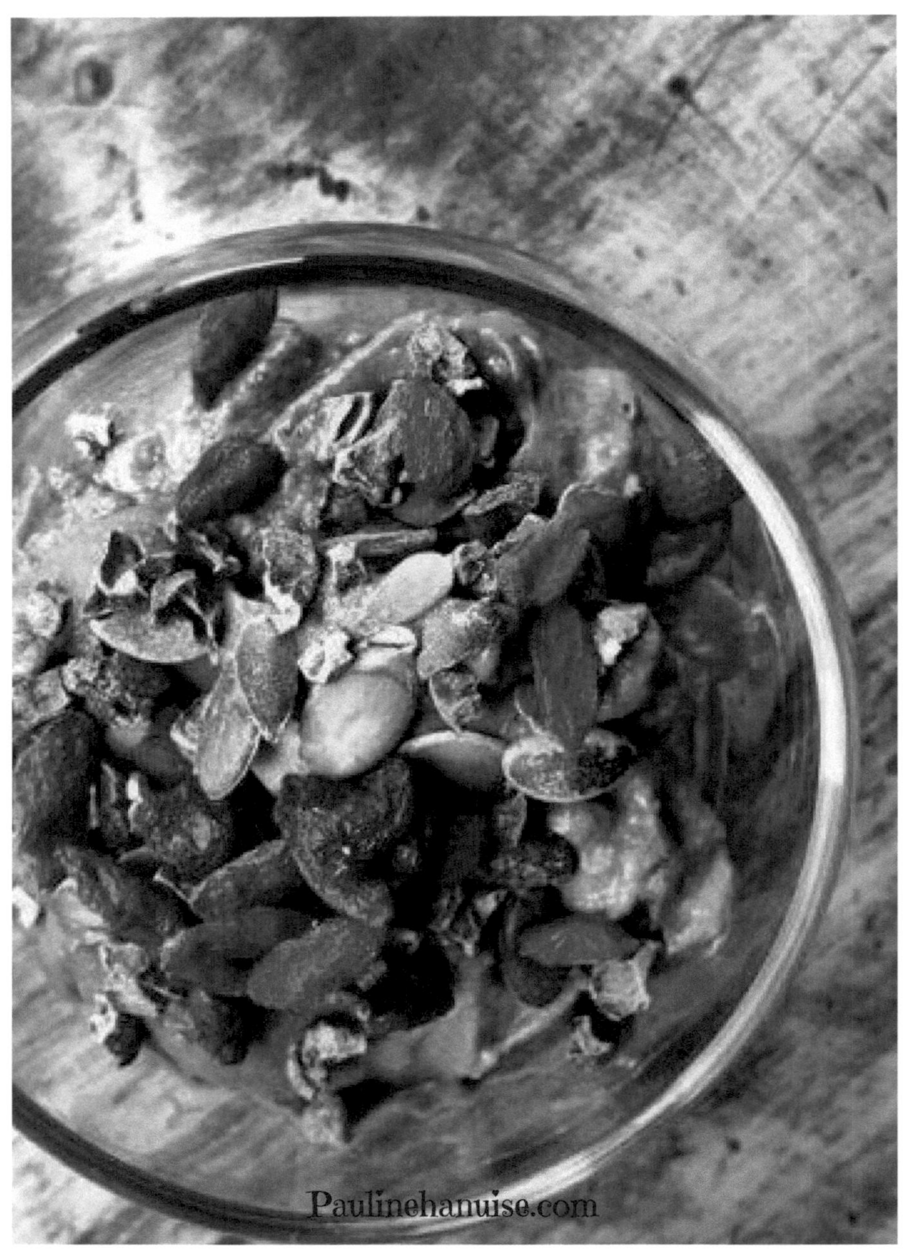
Paulinehanuise.com

BOMBE AU CHOCOLAT

INGREDIENTS (2 PERS)

1 avocat - épluché et dénoyauté

1 banane

1 splash lait d'amande (ou option favorite)

2 grosse cas cacao

1 pincée cannelle

1 cas graines de chia

1 grosse cas beurre d'amandes (ou beurre de noix favori)

Garnitures

Nibs, beurre d'amandes, baies de goji & graines de citrouille

DIRECTIONS

1. Mixer tous les ingrédients (sauf garnitures) à l'aide de votre mixeur ou robot jusqu'à obtention du texture épaisse et crémeuse.
2. Versez dans un verre, ajoutez une couche de beurre d'amandes et vos garnitures.

Vous pouvez aussi servir avec des fruits frais!

Paulinehanuise.com

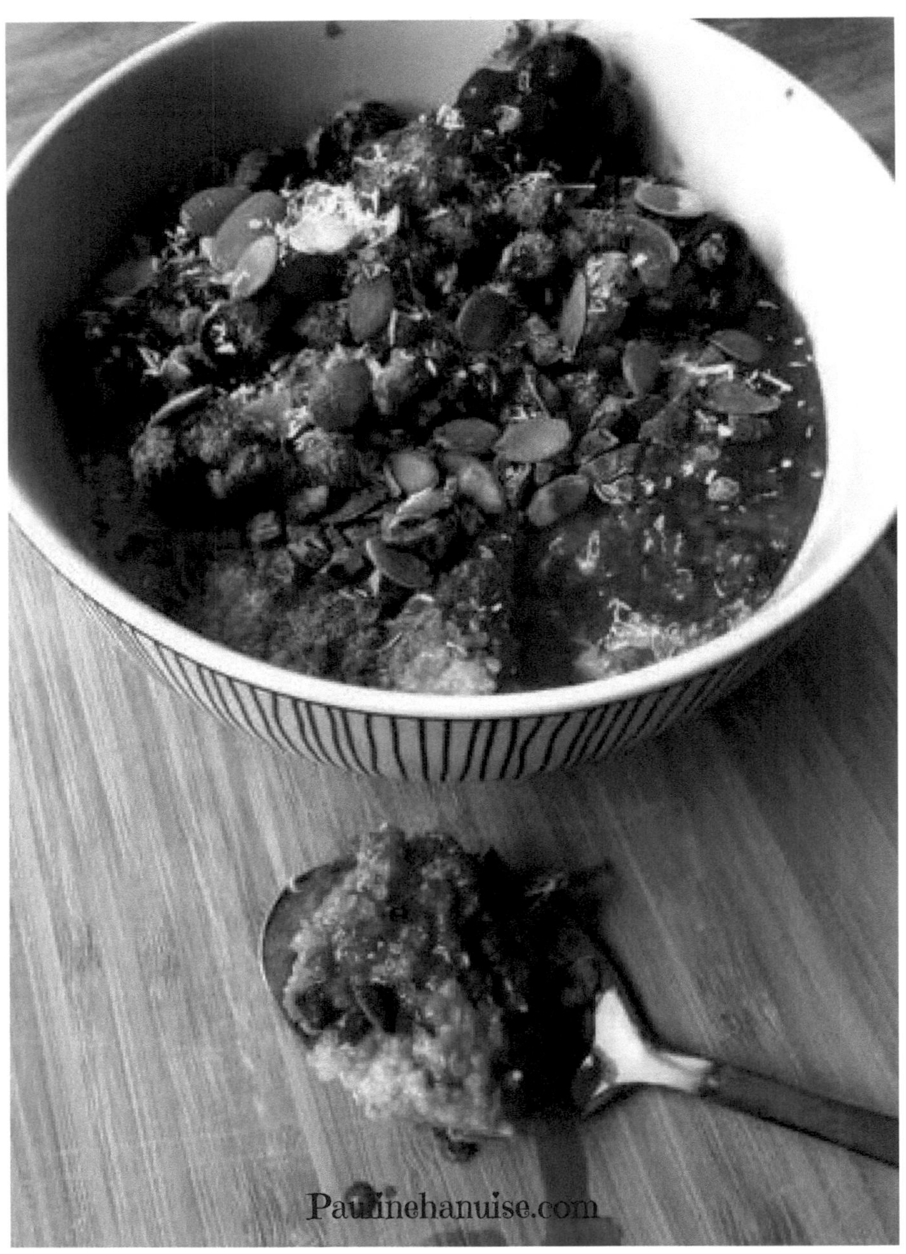
Paulinehanuise.com

PUDDING DE CHIA & QUINOA

INGREDIENTS (1-2 PERS)

2 tasses quinoa blanc - cuit

1/2 tasse graines de chia

+- 1.5 tasses lait d'amande

Cannelle

Garnitures

Fruits rouges, cacao nibs, graines de citrouille & cannelle

DIRECTIONS

1. Mélangez tous les ingrédients (sauf garnitures) dans un bol.
2. Placez au frigo pour quelques heures.
3. Servez avec les garnitures de votre choix, fruits frais, etc..

Paulinehanuise.com

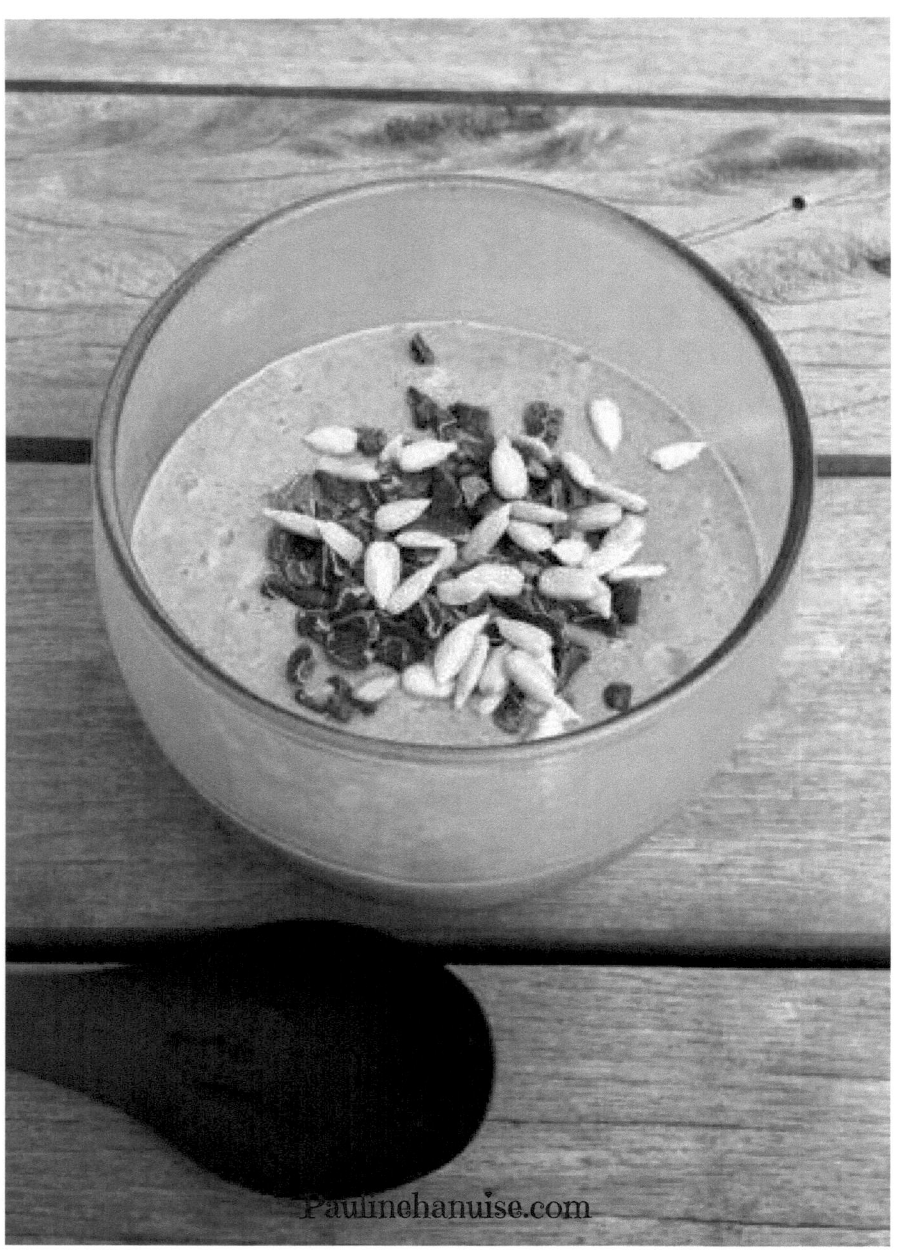
Paulinehanuise.com

PARFAIT AU CHOCOLAT & TAHINI

INGREDIENTS (1 PERS)

1 petit avocat - épluché et dénoyauté

Chair d'une jeune noix de coco

1/4 cacao

1 cas tahini

1 splash eau de coco

1 pincée cannelle

1 pincée sel de mer

Garnitures (facultatif)

Nibs & graines de tournesol

DIRECTIONS

1. Mixer tous les ingrédients (sauf garnitures) à l'aide de votre mixeur ou robot.
2. Placez au frigo pendant 1 heure et servez avec vos garnitures.

Paulinehanuise.com

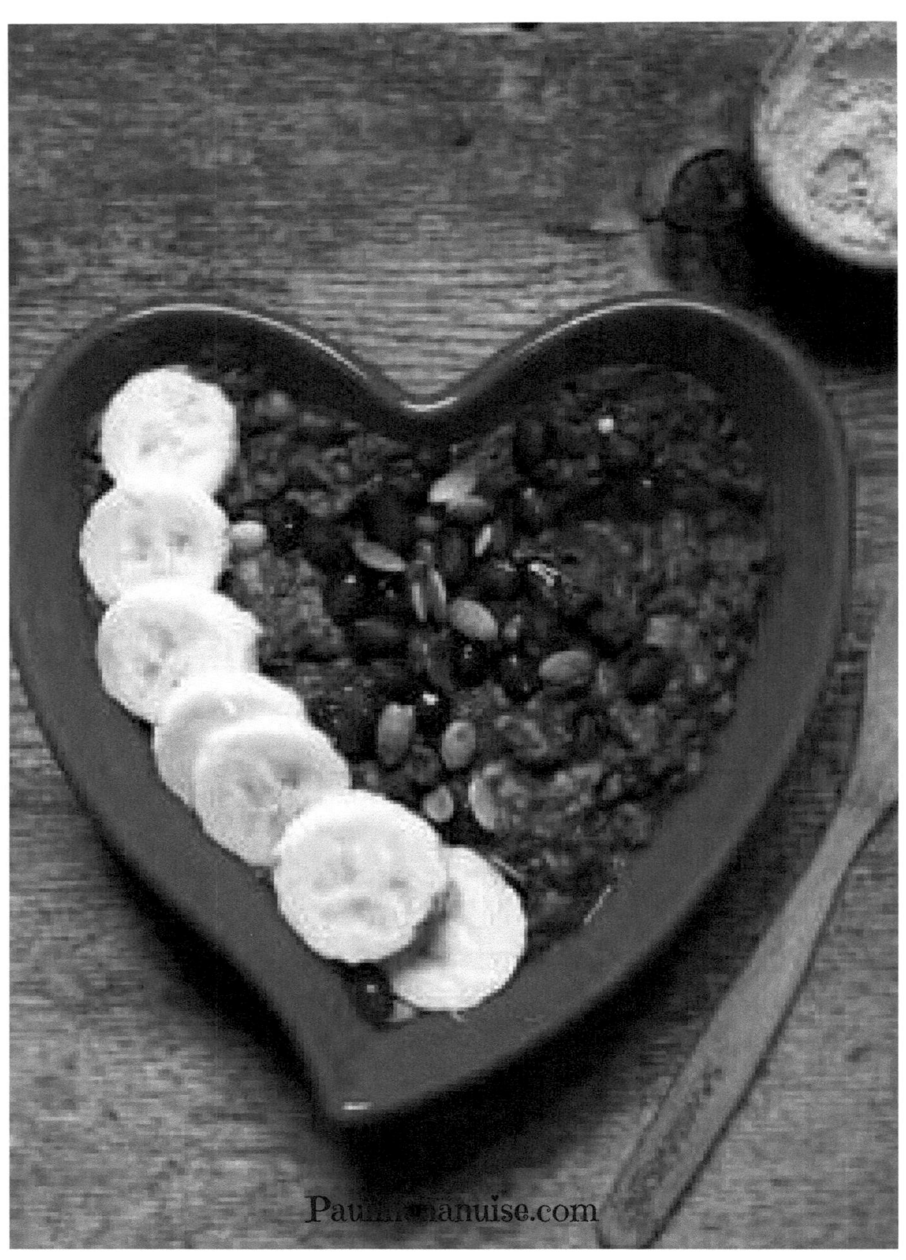

LES 'ZOATS' DE BREAKFAST CRIMINALS

INGREDIENTS (1 PERS)

1 petite courgette

1 tasse lait d'amande

1/2 tasse flocons d'avoine

1/2 tasse squash ou butternut cuit (ou en purée)

2 cas cacao

2 cas sirop de riz brun (ou édulcorant favori)

1 cac épices pour pain d'épices (ou cannelle)

1 cac poudre de maca

DIRECTIONS

1. Mixez votre courgette avec le lait d'amande.
2. Ajoutez les flocons d'avoine et mixez.
3. Chauffez le tout à basse température jusqu'à ce que le liquide soit absorbé et que l'avoine gonfle (+- 10min).
4. Ajoutez la purée de butternut (ou squash) et le cacao, mélangez pendant quelques minutes et coupez le feu.
5. Ajoutez votre édulcorant et servez avec amour et les garnitures de votre choix.

Paulinehanuise.com

Envies Urgentes

Croquants au chocolat

Barres tendres au macaron

Fondue au chocolat

Mendiants au chocolat

Paulinehanuise.com

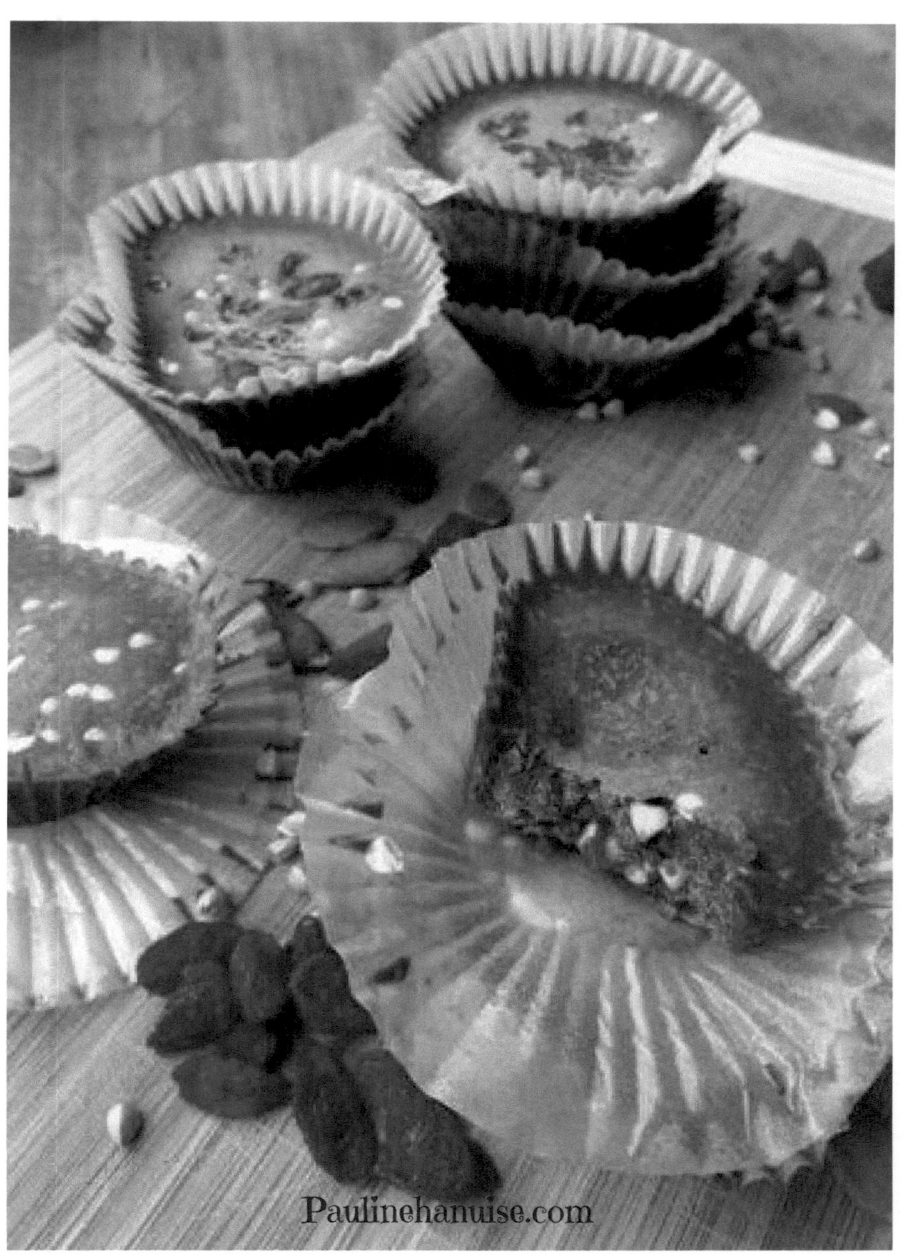
Paulinehanuise.com

CROQUANTS AU CHOCOLAT

INGREDIENTS (8 PIÈCES)

1/3 tasse huile de coco - fondue

1 cas xylitol (ou édulcorant favori)

2 cas cacao

1 cas beurre d'amandes (ou autre beurre de noix)

1/2 cac cannelle

1-2 cac coco séchée (facultatif)

+- 1 cas grains de sarrasin crus

+- 1 cas nibs de cacao

DIRECTIONS

1. Préparez votre chocolat en mixant votre huile de coco, poudre de cacao, édulcorant, beurre d'amandes, coco séchée (facultatif) et cannelle. Mélangez bien.
2. Versiez votre chocolat dans des soucoupes en papier et ajoutez les grains de sarrasin et nibs de cacao par dessus en pressant légèrement pour qu'ils collent au chocolat.
3. Placez au congélateur pour 1 ou 2 heures.

Paulinehanuise.com

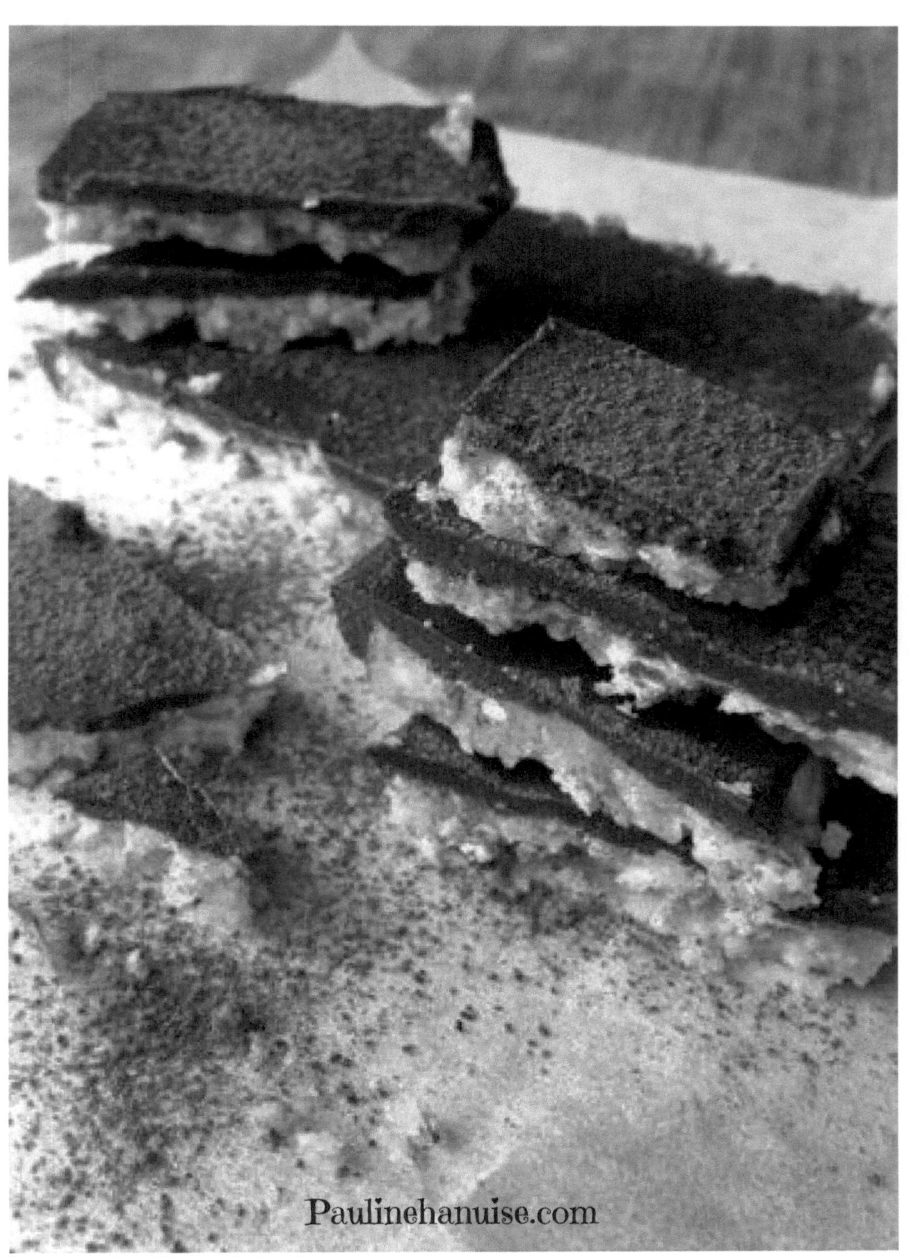
Paulinehanuise.com

BARRES TENDRES AU MACARON

INGREDIENTS (6-8 PERS)

1 tasse noix du brésil crues

1/4 tasse coco séchée

1/2 tasse huile de coco - fondue

1 cas xylitol (ou édulcorant favori)

1/4 tasse grains de sarrasin crus (facultatif)

1/4 tasse nibs de cacao

Cannelle & sel de mer

1/2 à 1 tasse sauce au chocolat magique (voir recettes basiques) mixée avec 2 cas de beurre d'amandes.

DIRECTIONS

1. Mixez noix du brésil, coco séchée, xylitol, sel & cannelle jusqu'à obtention d'une poudre fine. Ajoutez huile de coco, sarrasin & nibs et mélangez à la cuillère.

3. Étalez & pressez la mixture dans un récipient recouvert de papier de cuisson, placez au congélateur & préparez votre chocolat.

4. Étalez votre chocolat par dessus et placez au congélo. Coupez en barres et servez.

Paulinehanuise.com

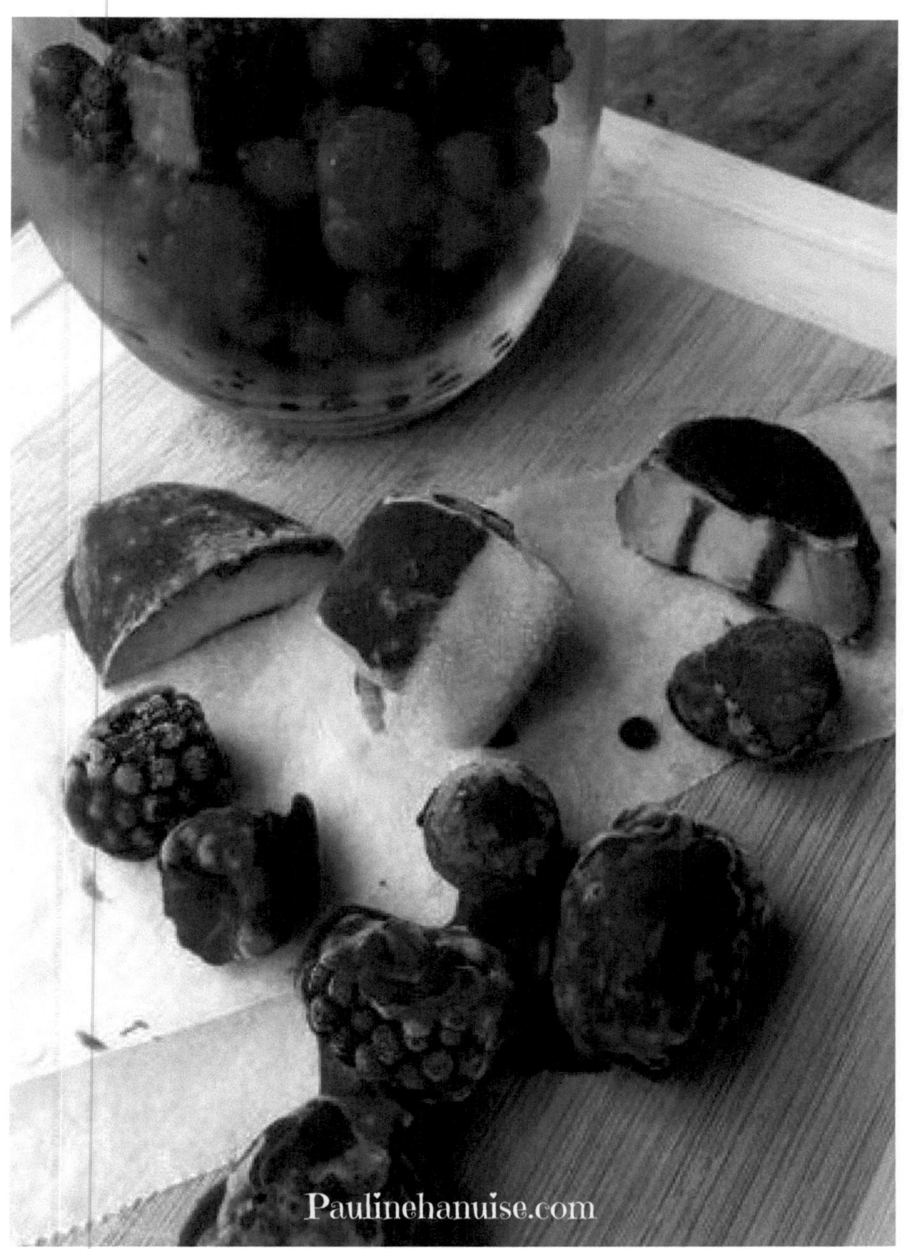
Paulinehanuise.com

FONDUE AU CHOCOLAT

INGREDIENTS

Fruits frais de votre choix (coupés en morceaux)
1 bol de sauce magique au chocolat (voir recettes basiques)
Graines et noix en morceaux, nibs de cacao, cannelle en poudre... pour garnir

DIRECTIONS

1. Préparez les garnitures en premier lieu. Coupez grossièrement des noix et graines en morceaux, mettez des nibs de cacao et de la cannelle dans des petites assiettes sur la table, etc.
2. Coupez des fruits frais et placez les sur une assiette.
3. Finissez par préparer votre sauce magique au chocolat (voir recettes basiques) et versez la dans un grand bol.
4. Choisissez un morceau de fruit, trempez-le dans le chocolat et ensuite dans les garnitures de votre choix.

Paulinehanuise.com

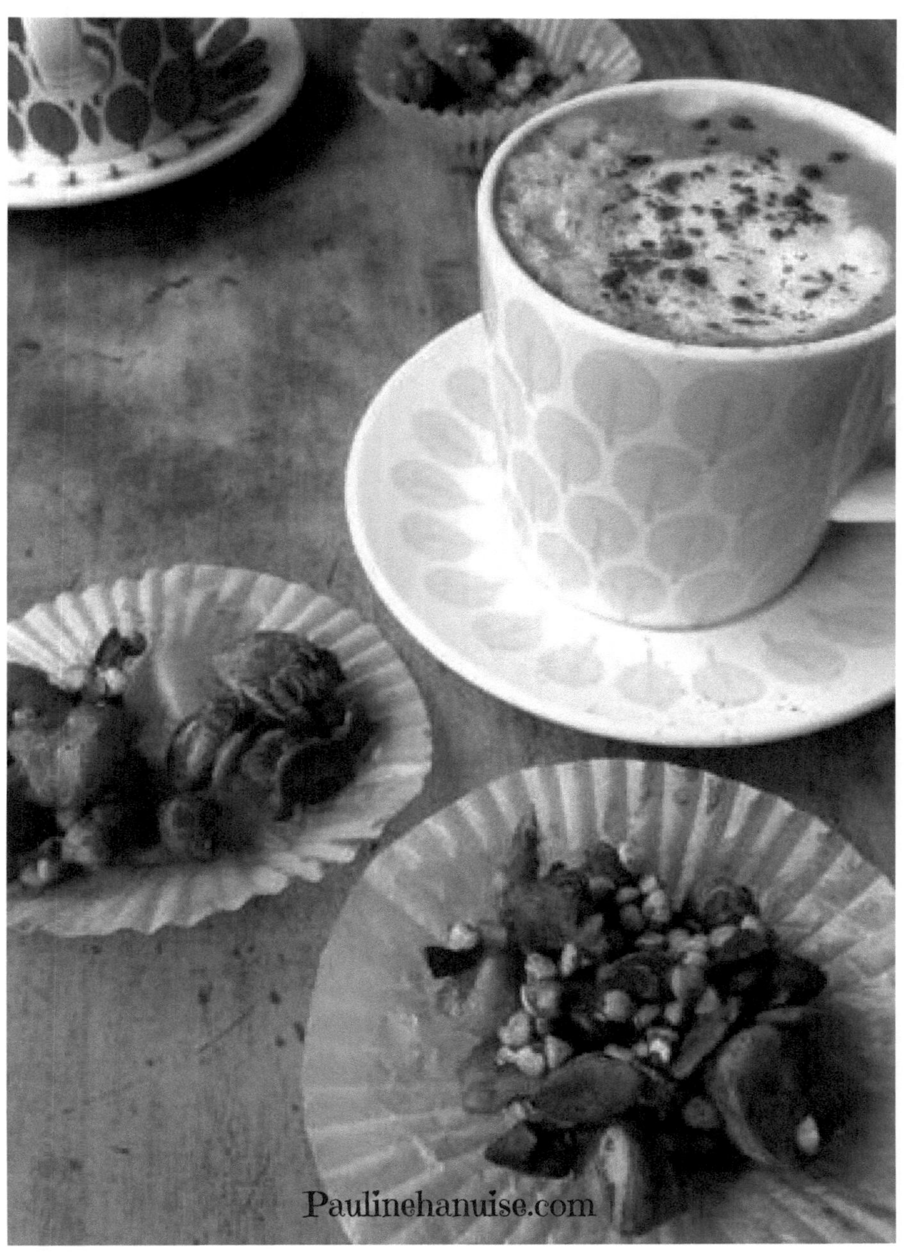
Paulinehanuise.com

MENDIANTS AU CHOCOLAT

INGREDIENTS (6 PIÈCES)

+- 1/3 tasse noix crues - grossièrement cassées (ici, j'ai des pistaches, des noix du Brésil & des noix)

1-2 cas grains de sarrasin crus

1 cas nibs de cacao

1-2 cac cacao

2 grosses cas huile de coco - fondue

1 cas xylitol (ou édulcorant favori)

1/2 cac cannelle

DIRECTIONS

1. Placez tous les ingrédients dans un bol et mélangez bien avec une cuillère.
2. Versez un peu du mélange dans des coupelles en papier (+- 6 coupelles nécessaires).
3. Placez au congélateur pendant 1 à 2 heures.

Paulinehanuise.com

Boissons

Smoothie crémeux au chocolat

Smoothie énergétique cacao-maca

Smoothie pécan-chocolat-banane

Smoothie cacao & noix de coco

Milk-shake chocolat-maca

Chocolat chaud au maca

Smoothie au chocolat noir

Mocha (avec café)

Cocktail à la crème de chocolat

Paulinehanuise.com

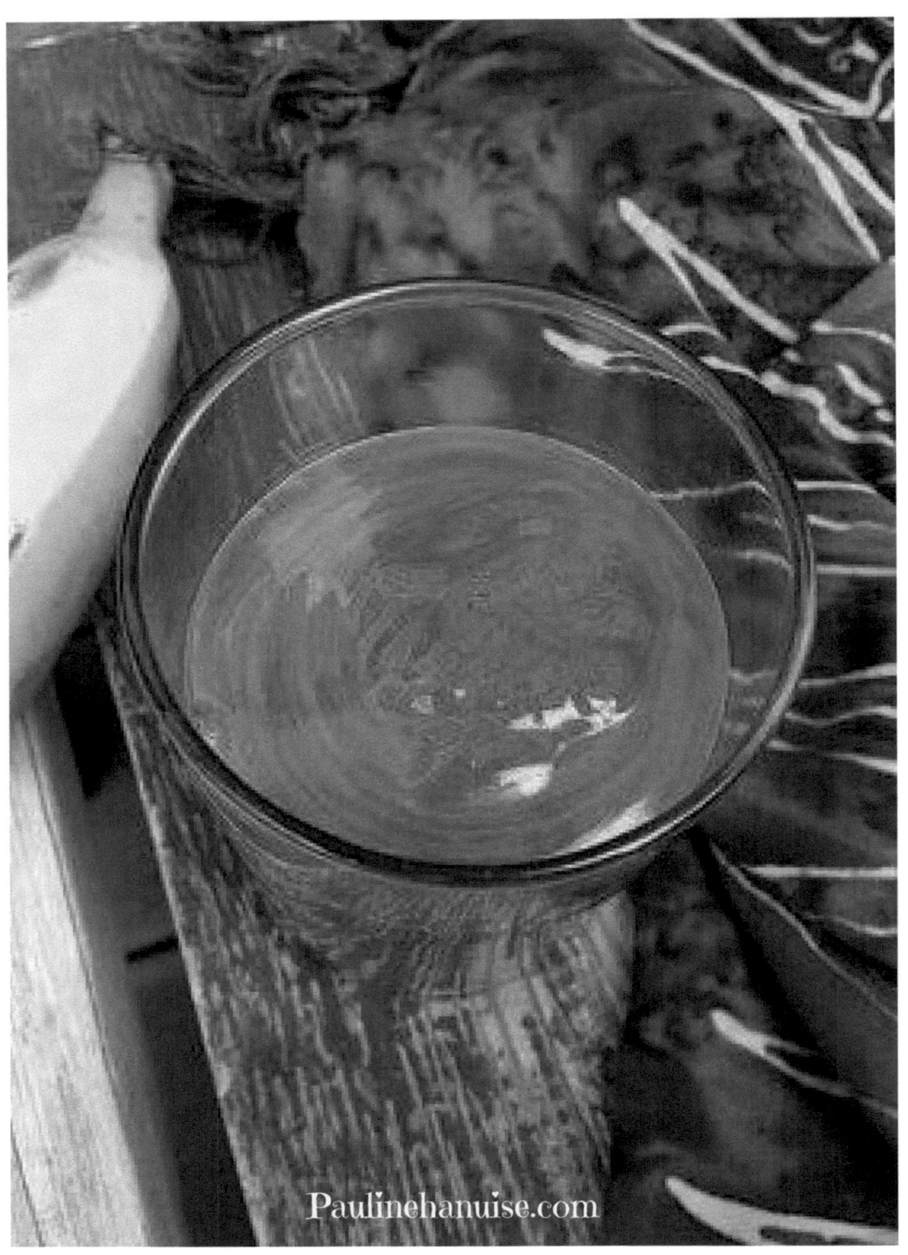
Paulinehanuise.com

SMOOTHIE CRÉMEUX AU CHOCOLAT

INGREDIENTS (1 PERS)

1 banane bien mûre

1/4 tasse cacao

1 cup lait d'amande (ou option favorite)

1 cas tahini (facultatif mais recommendé)

DIRECTIONS

1. Mixez tous les ingrédients dans votre mixeur / robot jusqu'à obtention d'une texture homogène.
2. Ajoutez plus de cacao si vous le souhaitez.

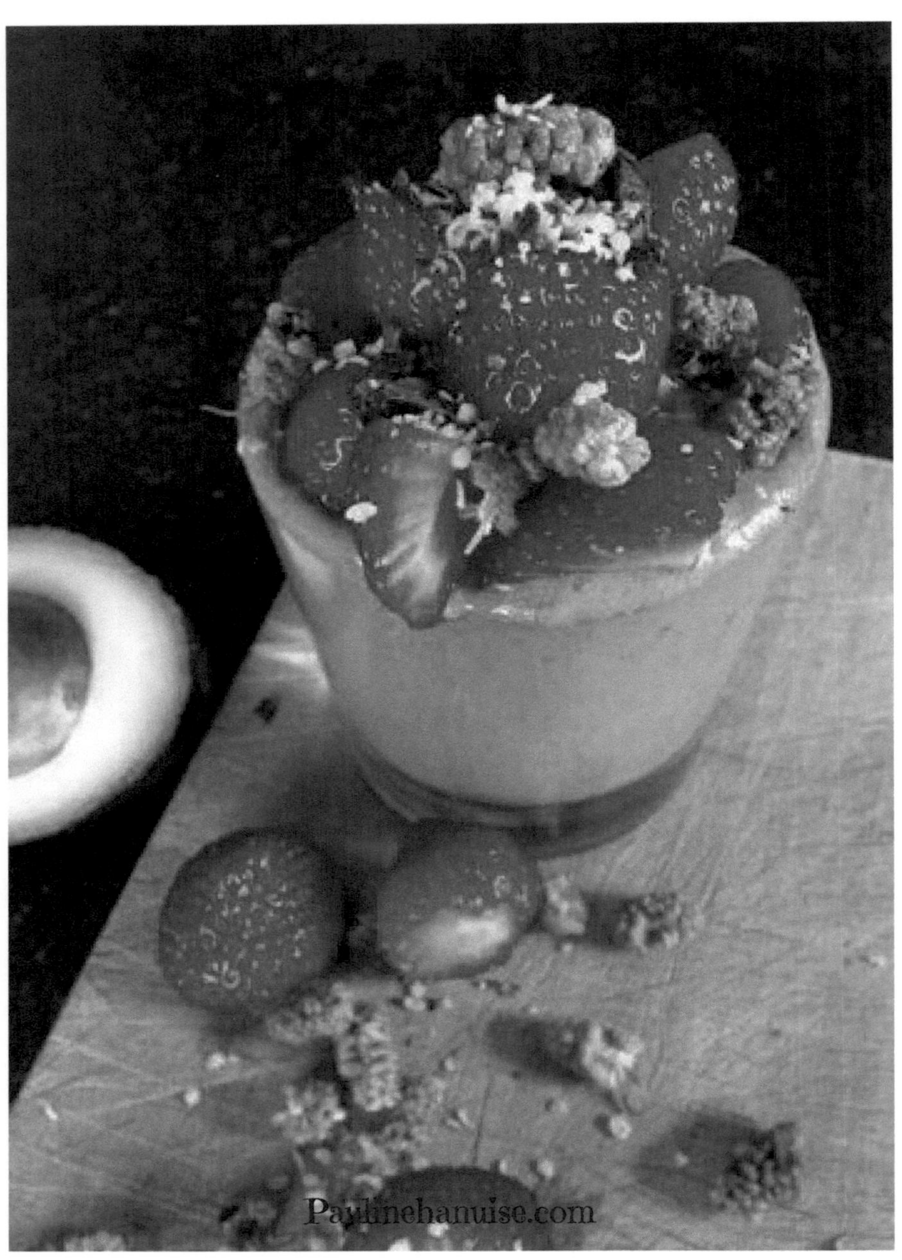
Paylinehanuise.com

SMOOTHIE ÉNERGÉTIQUE CACAO-MACA

INGREDIENTS (1 PERS)

+- 1 tasse eau de coco

1 cas poudre de maca

1 cas cacao

1 cac graines de chia

1/2 banane

1/2 avocat

Cannelle

Garnitures (facultatif)

Fraises, nibs de cacao, mûres, graines de chanvre

DIRECTIONS

1. Mixez tous les ingrédients dans votre mixeur / robot jusqu'à obtention d'une texture homogène.
2. Servez avec vos garnitures préférés.

Paulinehanuise.com

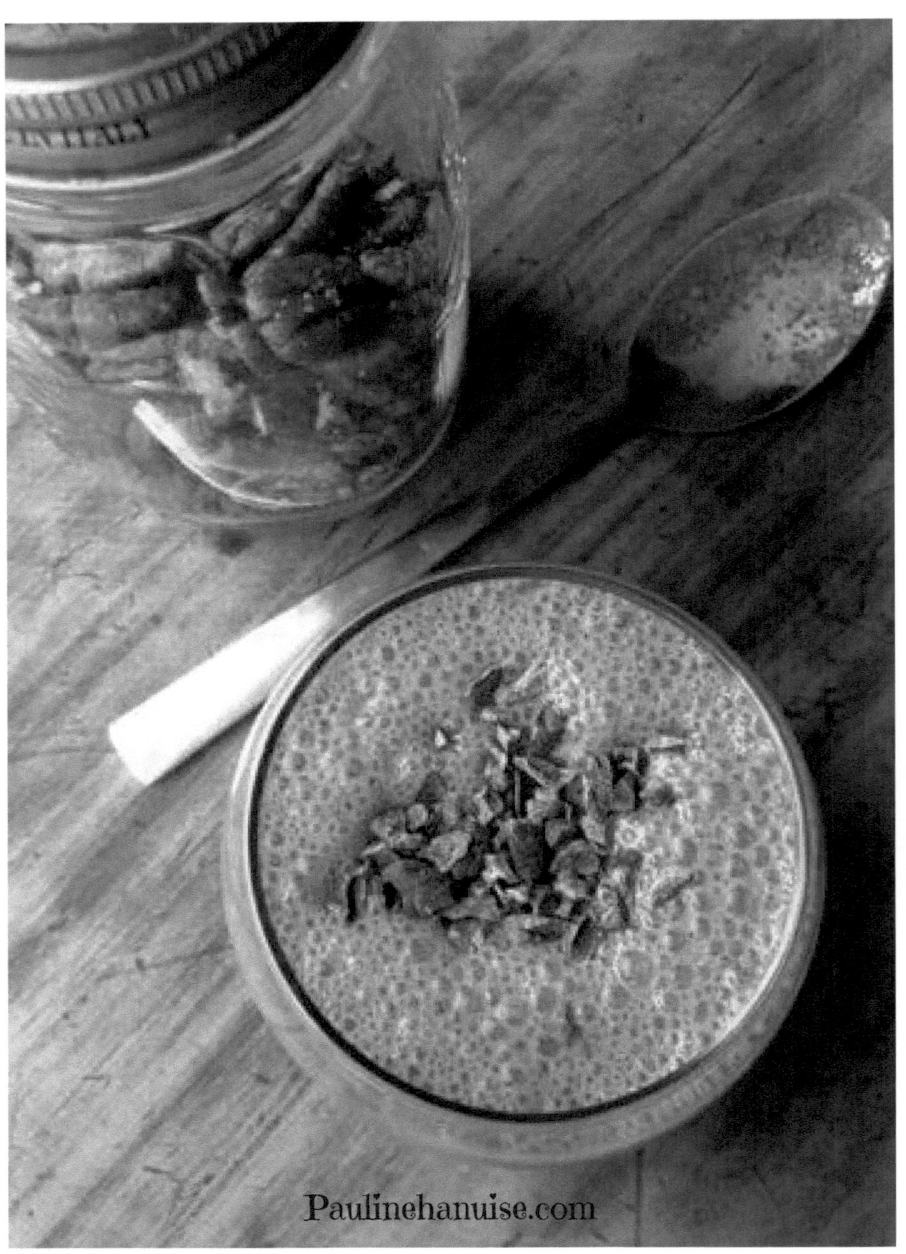
Paulinehanuise.com

SMOOTHIE PECAN CHOCOLAT BANANE

INGREDIENTS (1-2 PERS)

1 petite banane

1 petite poignée noix de pecan - crues

1 cas cacao (ou plus)

1 tasse lait d'amande

1/4 tasse lait de coco

1/4 cac vanille (facultatif)

1/2 cac cannelle

Nibs ou fèves de cacao pour garnir

DIRECTIONS

Mixez tous les ingrédients (sauf garnitures) dans votre mixeur jusqu'à obtention d'une texture homogène.

2. Servez et garnissez directement.

NOTE: ajoutez 1 cas de beurre de noisettes pour un goût Nutella et / ou ajoutez quelques glaçons pour l'avoir bien frais.

Paulinehanuise.com

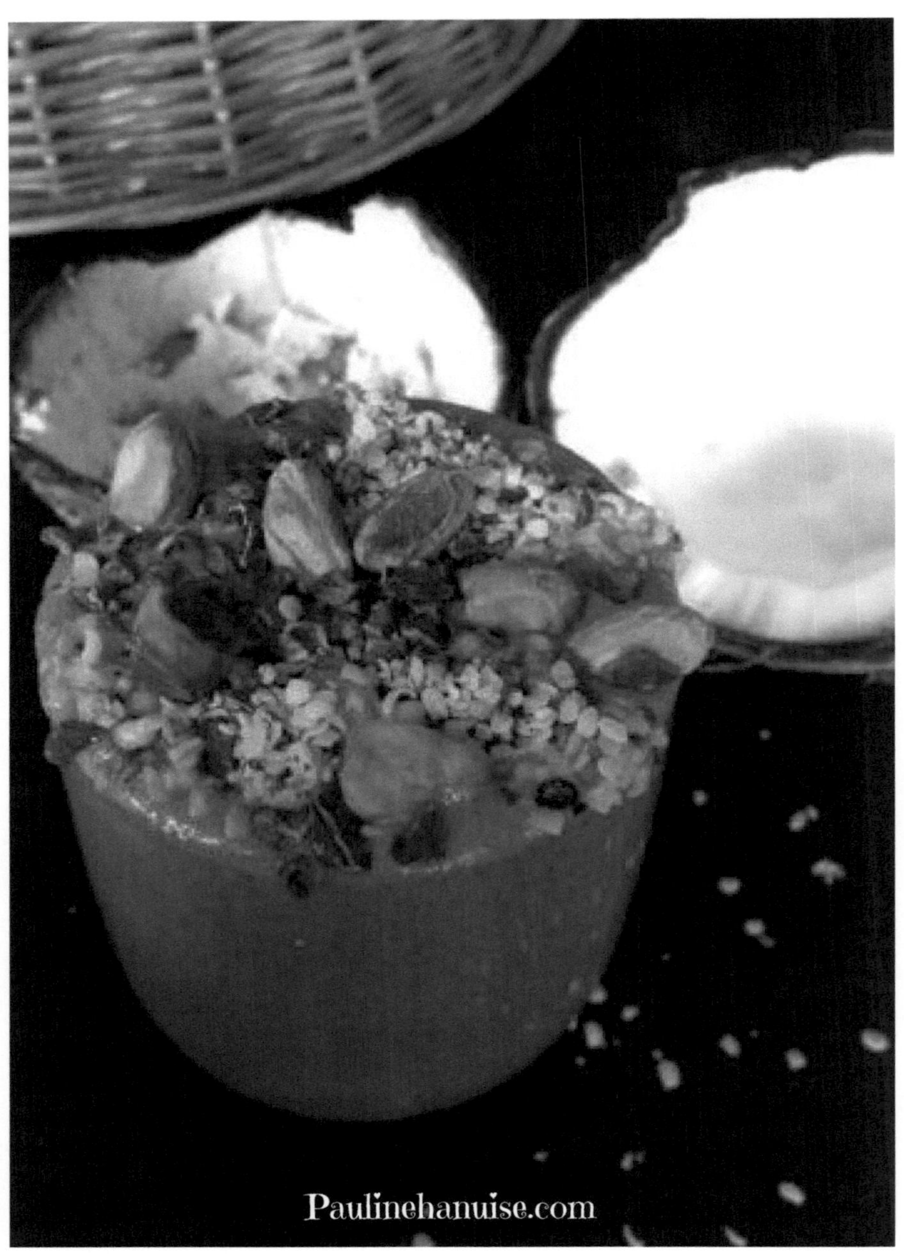
Paulinehanuise.com

SMOOTHIE CACAO & NOIX DE COCO

INGREDIENTS (2 PERS)

1.5 tasses eau de coco

1/2 tasse chair de coco (ou pétales de coco)

1/2 banane

1 cas cacao

1 cas poudre de maca

1 cas poudre de chanvre (facultatif)

2 cas graines de chia (facultatif)

Garnitures (facultatif)

Pistaches, graines de chanvre & nibs

DIRECTIONS

1. Mixez tous les ingrédients dans votre mixeur jusqu'à obtention d'une texture homogène.
2. Servez avec vos garnitures préférés.

Paulinehanuise.com

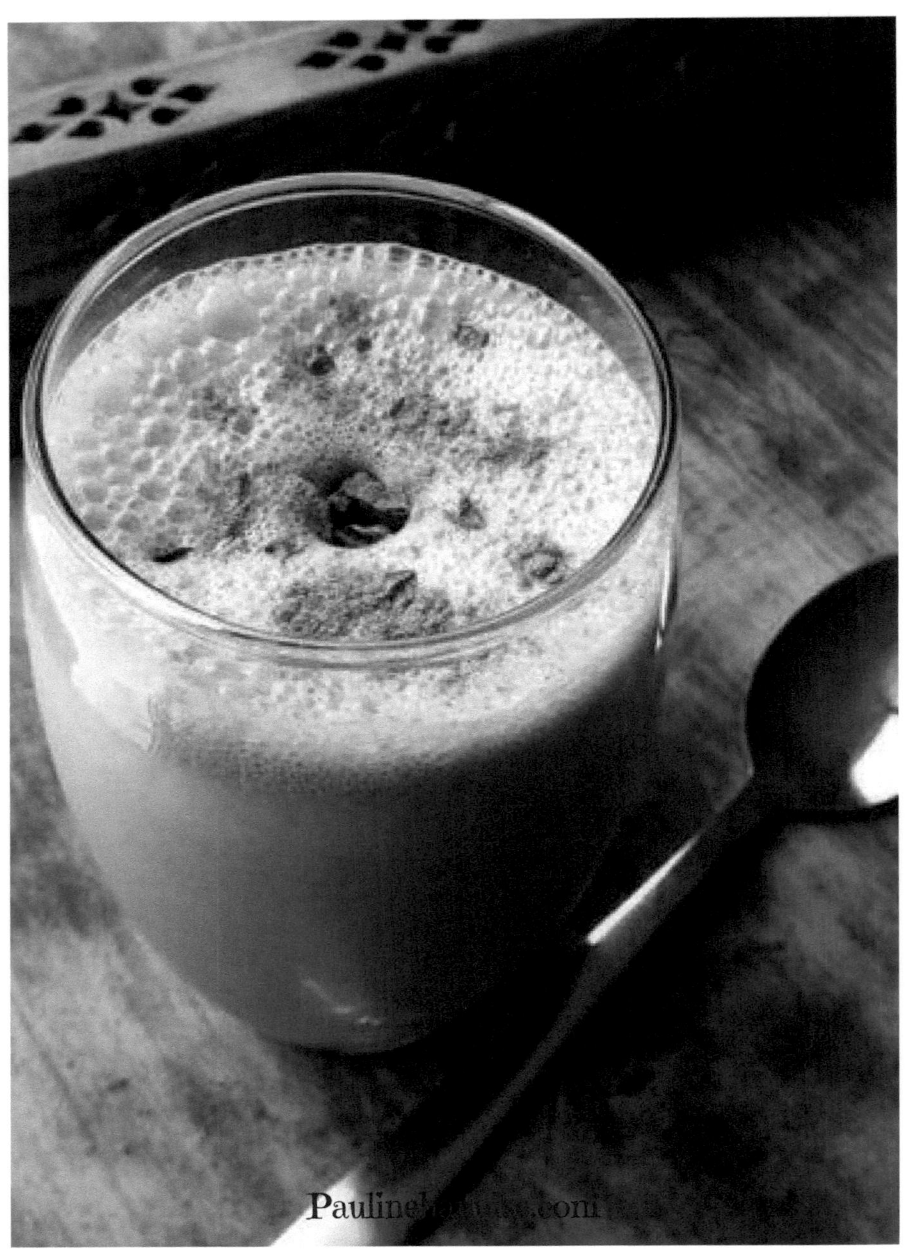

MILK-SHAKE CHOCOLAT-MACA

INGREDIENTS (1 PERS)

1 mug lait d'amande (voir recettes basiques)

1 cas poudre de maca

1 cas beurre d'amandes (ou de noisettes)

1 cas cacao

1 pincée cannelle

1 ou 2 glaçons

DIRECTIONS

1. Mixez tous les ingrédients à l'aide de votre mixeur jusqu'à obtention d'une texture homogène.
2. Servez avec vos garnitures préférés.

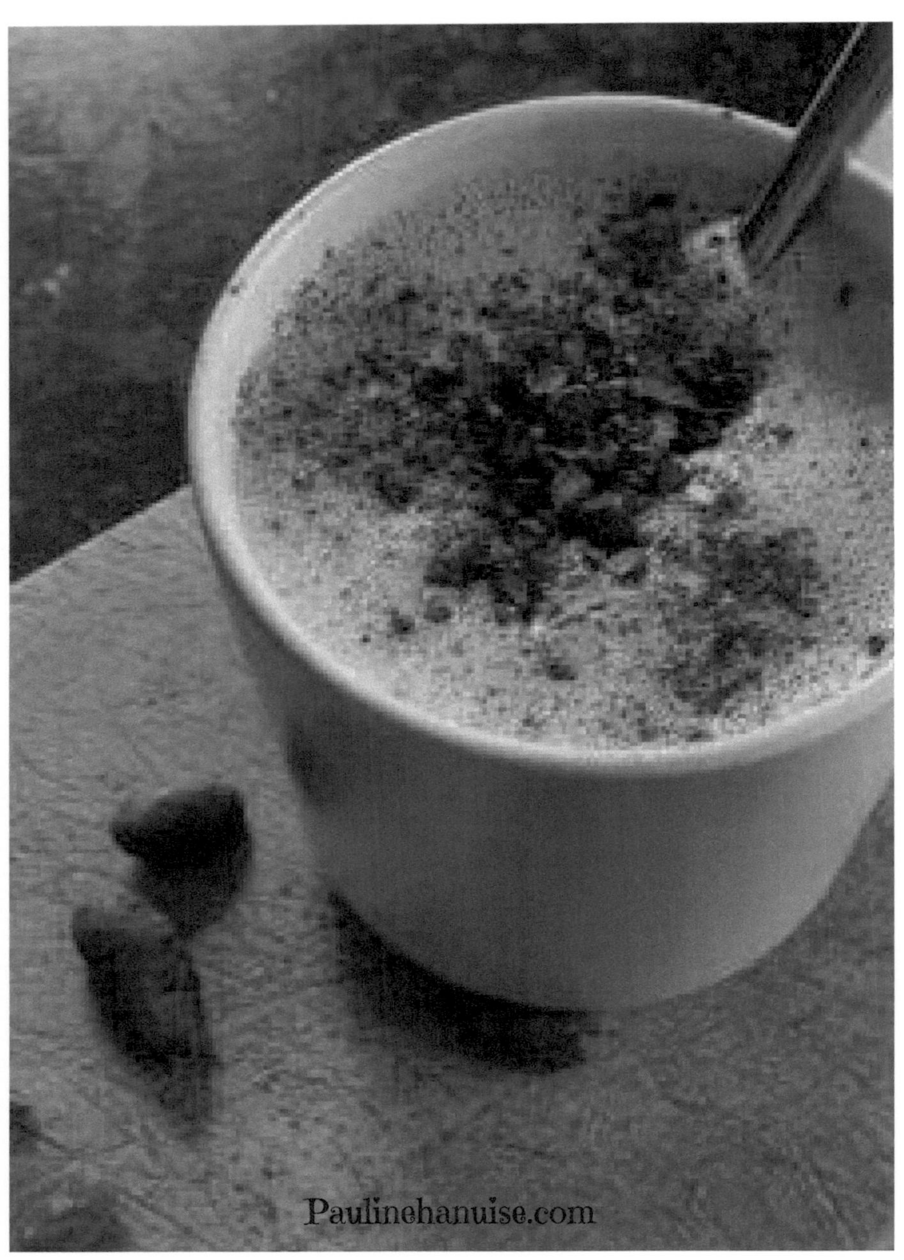
Paulinehanuise.com

CHOCOLAT CHAUD AU MACA

INGREDIENTS (1 PERS)

1 mug lait d'amande (voir recettes basiques)

1 grosse cac poudre de maca

1 grosse cac cacao

1 pincée cannelle

Garnitures

Nibs de cacao & cannelle

DIRECTIONS

1. Chauffez votre lait d'amande a feu doux (ne pas faire bouillir).
2. Puis mixez le avec le maca et le cacao pendant quelques secondes.
3. Versez le liquide dans une grande tasse et saupoudrez de cannelle et de nibs.

Paulinehanuise.com

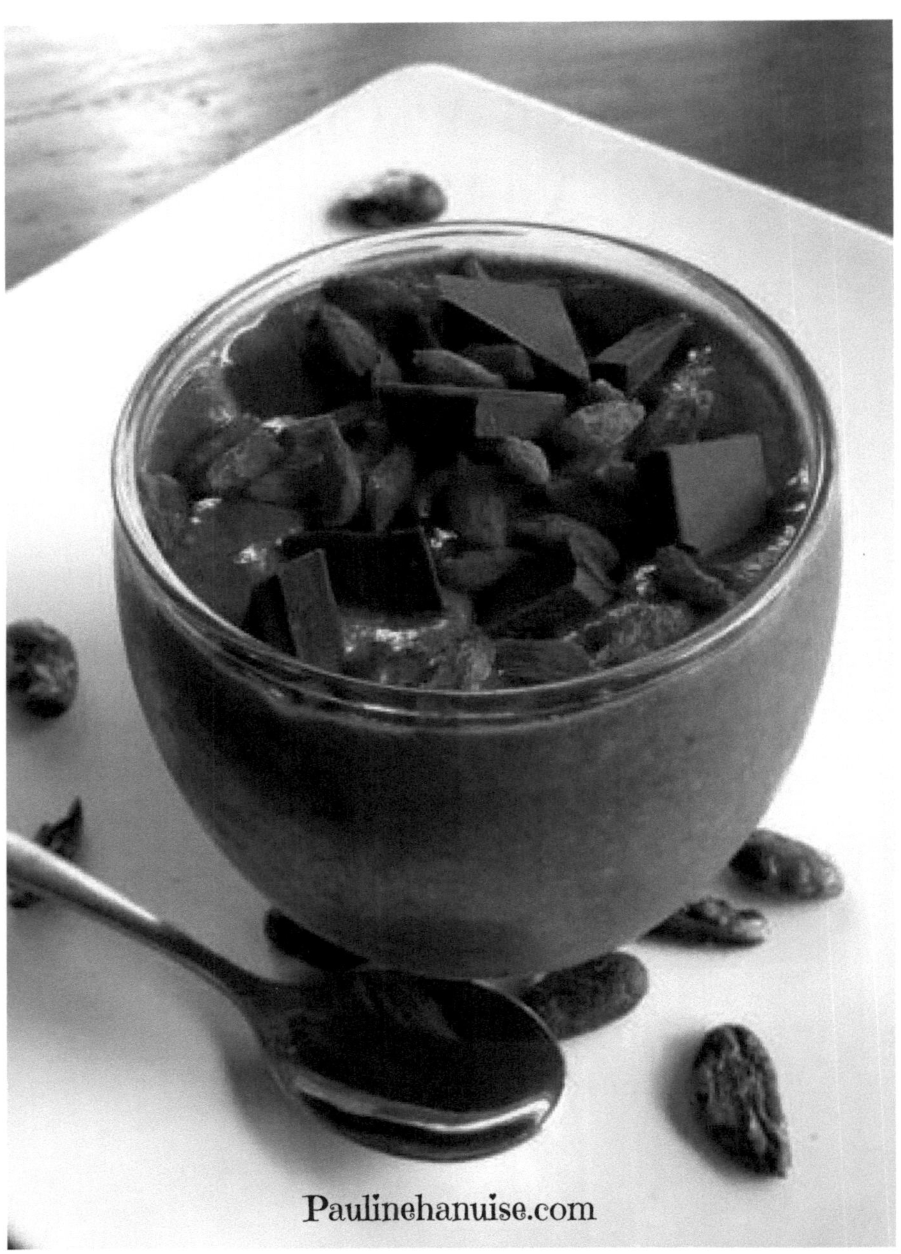
Paulinehanuise.com

SMOOTHIE AU CHOCOLAT NOIR

INGREDIENTS (1 PERS)

1/2 avocat

1/2 tasse chair de jeune noix de coco (ou lait de coco)

+- 1/2 tasse eau de coco

1/2 banane

2 cas cacao

1 pincée cannelle

Garnitures

Morceaux de chocolat noir 85% (ou le votre, voir recettes basiques), baies de goji

DIRECTIONS

1. Mixez tous les ingrédients à l'aide de votre mixeur jusqu'à obtention d'une texture homogène.
2. Servez avec vos garnitures préférés.

Paulinehanuise.com

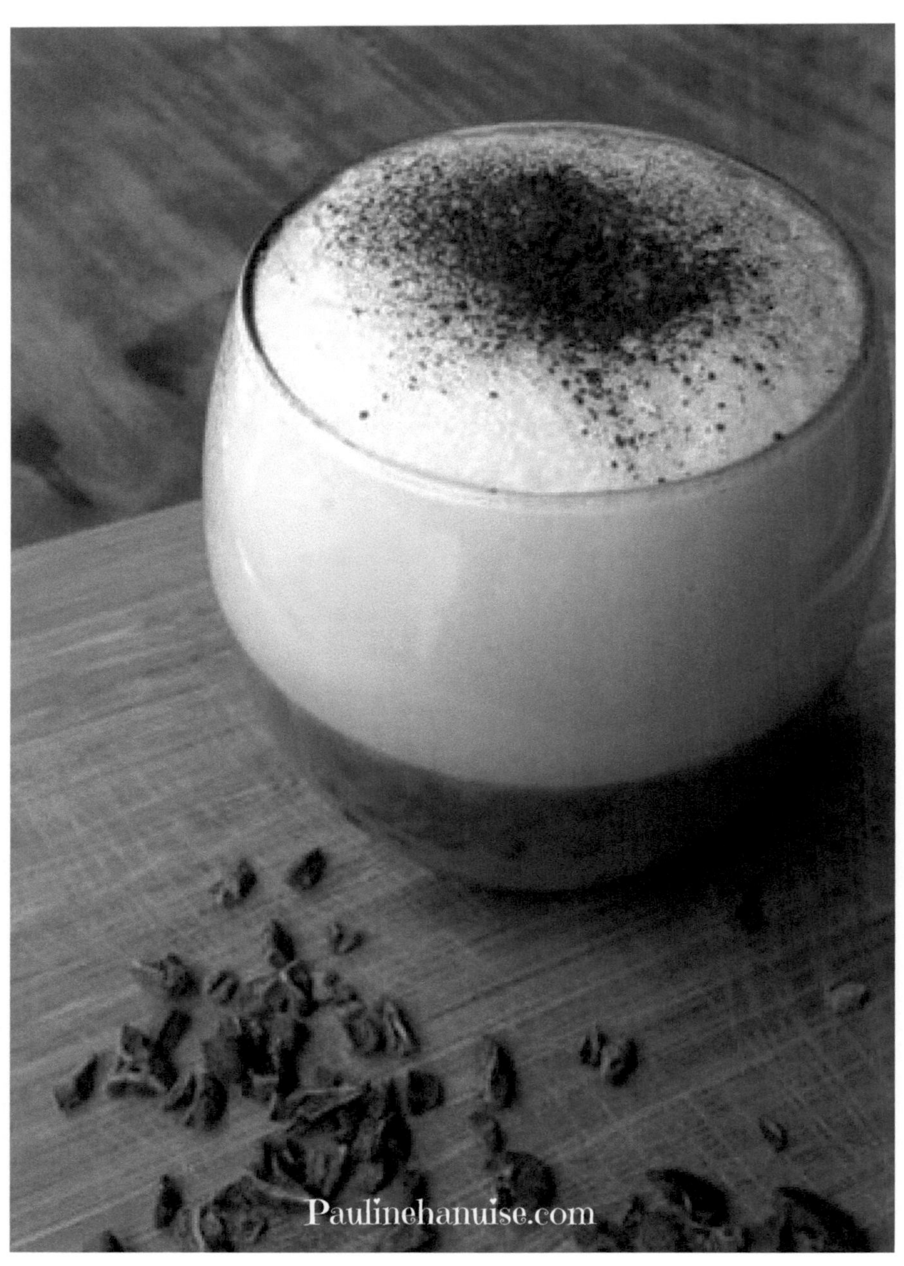
Paulinehanuise.com

MOCHA (AVEC CAFÉ)

INGREDIENTS (1 PERS)

1/2 tasse de votre café préféré (chaud)
+- 1 cas cacao
1/2 tasse lait d'amande (ou option favorite)
Cannelle en poudre pour garnir (facultatif mais recommendé)

DIRECTIONS

1. Préparez votre café comme d'habitude et versez-en pour remplir +- 1/2 tasse / verre.
2. Ajoutez 1/2 à 1 cas de cacao et mélangez.
3. Préparez votre mousse de lait avec une machine à espresso ou un batteur de lait et versez au dessus de votre café-chocolat.
4. Finissez avec de la poudre de cacao et / ou de cannelle. Buvez chaud.

Paulinehanuise.com

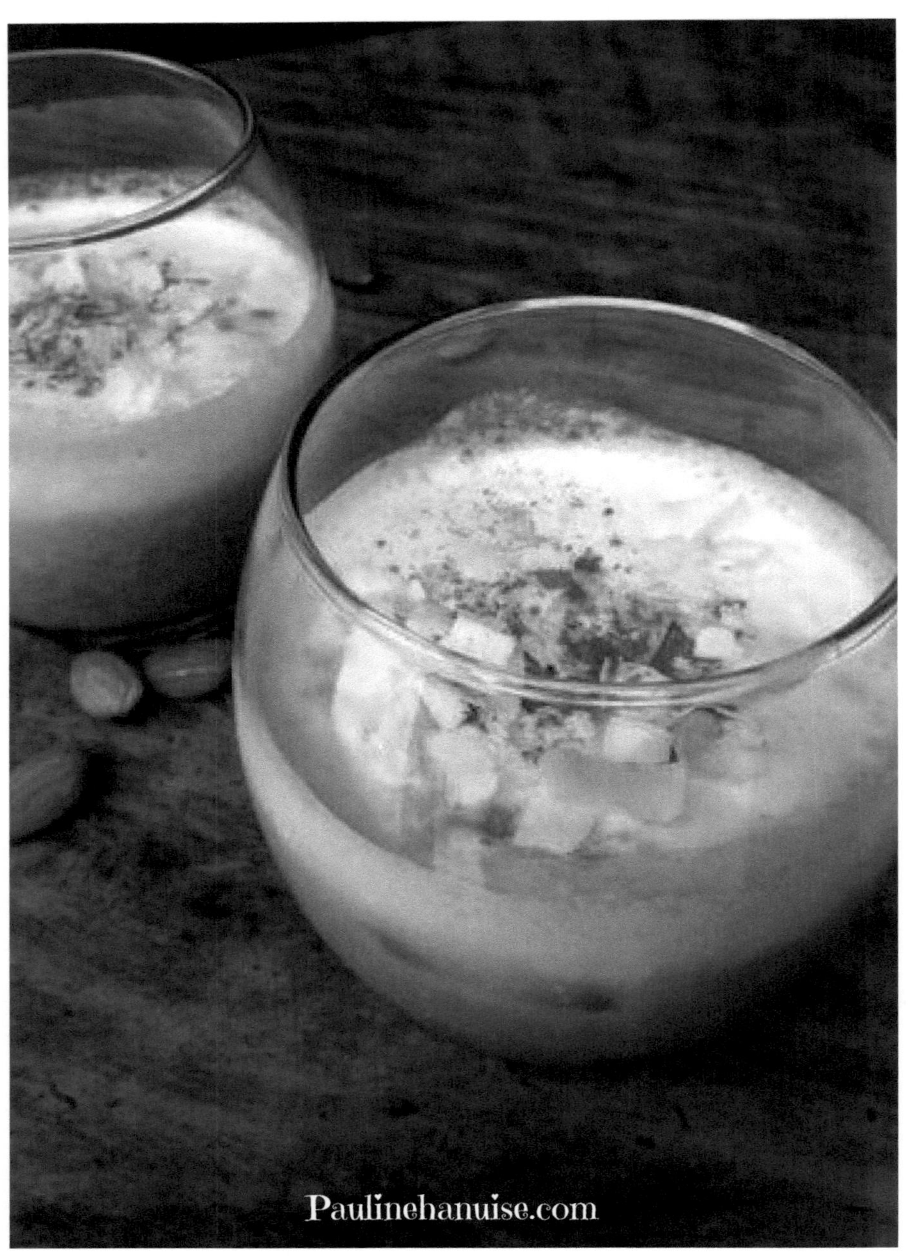
Paulinehanuise.com

COCKTAIL À LA CRÈME DE CHOCOLAT

INGREDIENTS (1 SERVING)

1 dose liqueur de chocolat (ou de Baileys)

+- 1/2 tasse de votre lait de coco

1 ou 2 cac crème de coco fouettée

Glaçons & cannelle pour servir

DIRECTIONS

1. Mettez quelques glaçons dans un beau verre et versez une dose de liqueur de chocolat (ou de Baileys).
2. Ajoutez +- 1/2 tasse de votre lait de coco (voir recettes basiques).
3. Finissez avec une cuillère de votre crème de coco fouettée et de la cannelle en poudre.

Paulinehanuise.com

À PROPOS DE L'AUTEUR

Pauline Hanuise est conseillère certifiée en santé holistique. Elle a récemment été nommée comme l'une des 5 femmes les plus influentes dans le domaine de la santé et du bien-être par Cosmopolitan Australia.

Ayant guéri de plus de 15 ans de lutte contre la boulimie, elle se consacre maintenant à aider les autres à comprendre leur relation à la nourriture et améliorer leur nutrition via ses consultations privées, ses livres et programmes en ligne.

Pauline est une bloggeuse et écrit pour plusieurs magazines et journaux en ligne très populaires dans le milieu anglophone. Elle publie également chaque semaine sur son propre site web *PaulineHanuise.com*.

Son travail est supporté par plusieurs grandes marques dans le milieu de la santé et du bien-être telles que Vitamix, Synergy Natural, Food Matters et The Institute For Integrative Nutrition.

Visitez son site web sur **PaulineHanuise.com**

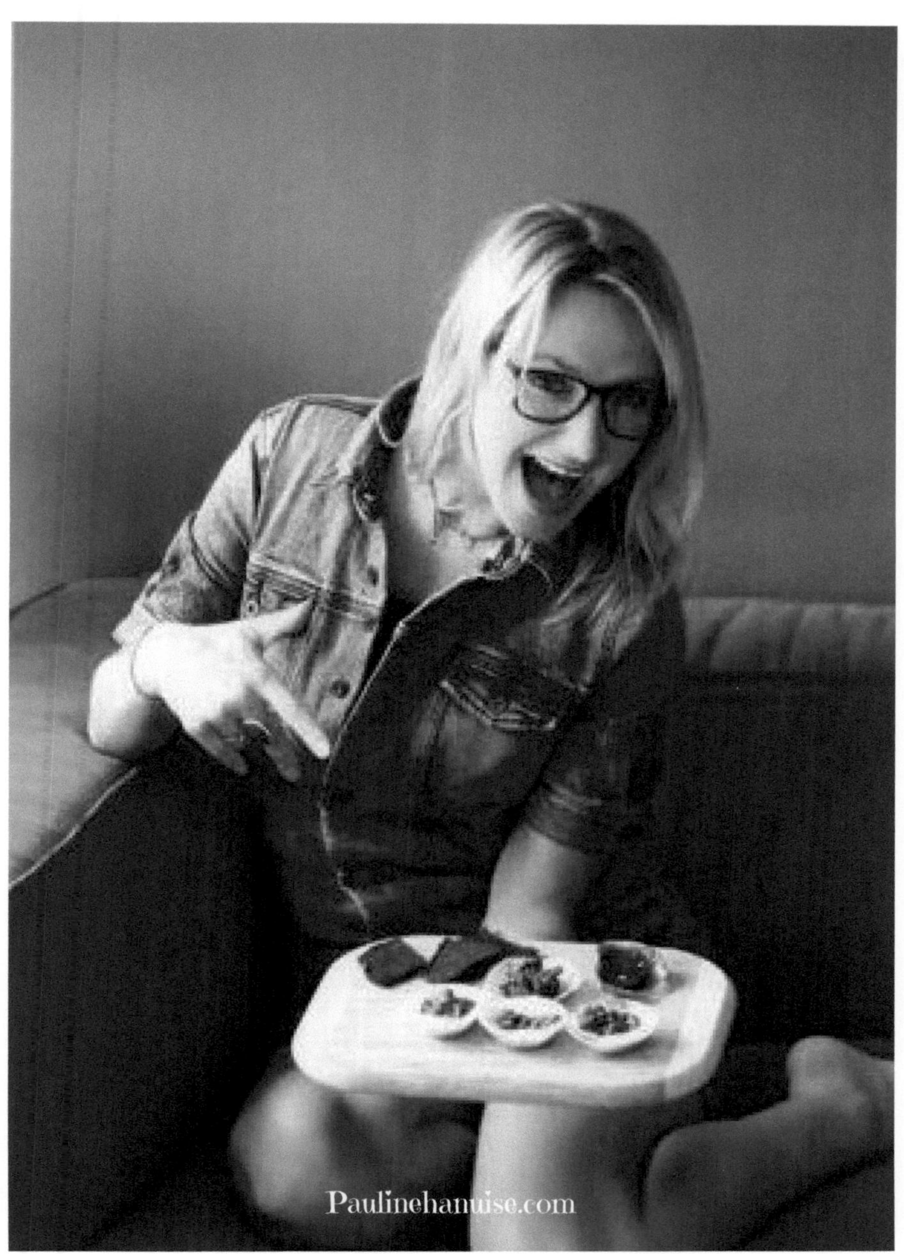
Paulinehanuise.com

VOUS VOULEZ PLUS?

Rejoignez-moi sur les social media ;-)

Connect on Instagram @paulinehanuise

Connect on Facebook https://www.facebook.com/RespectYourselfwithPauline/

Et n'oubliez pas que vous pouvez accéder aux vidéos bonus à tout moment sur

Paulinehanuise.com/bonus-chocolatcru

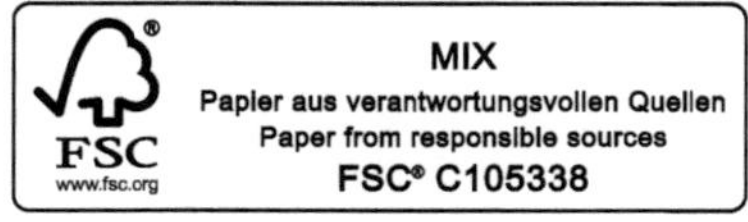

Printed by Books on Demand GmbH, Norderstedt / Germany